U0144935

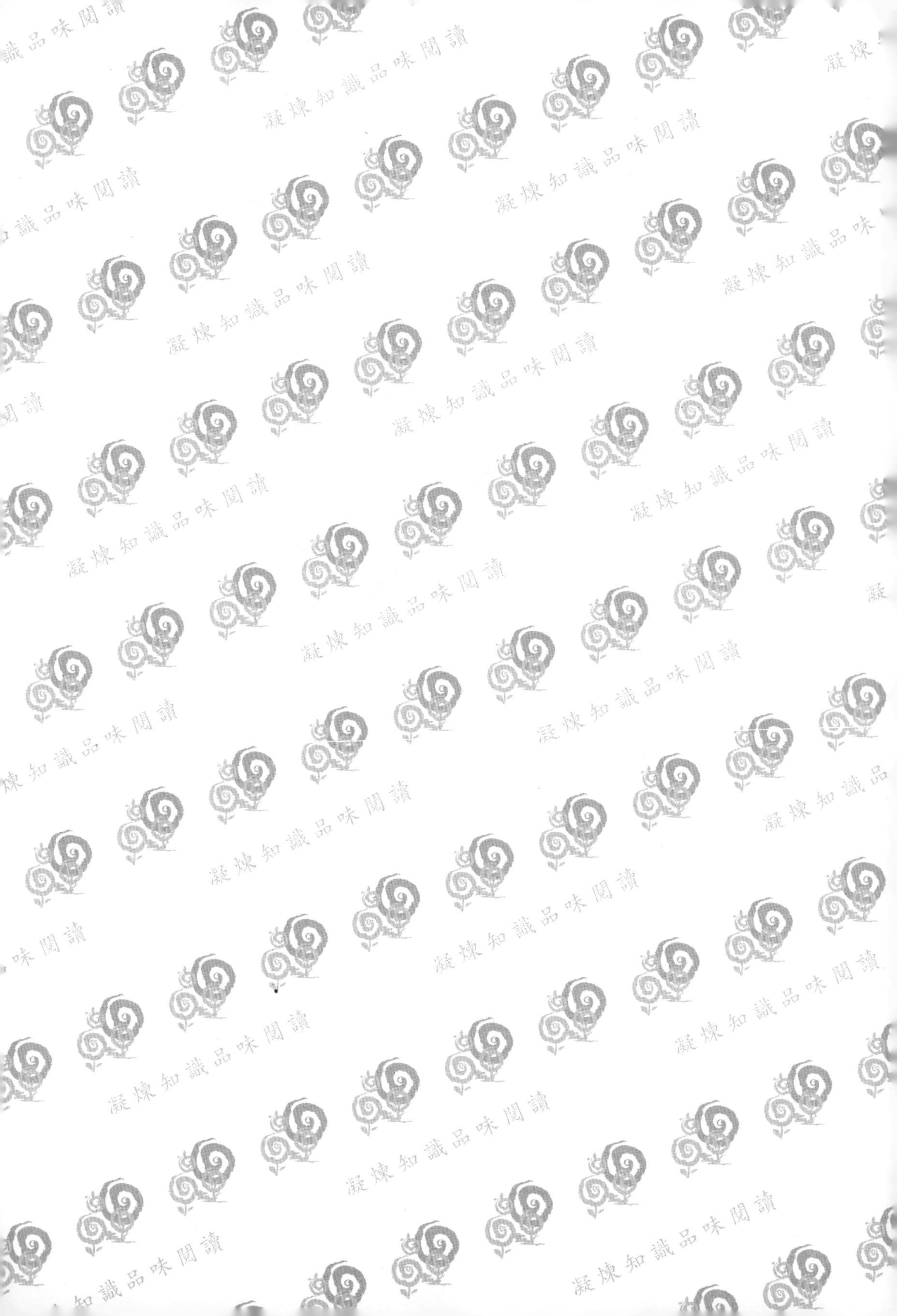

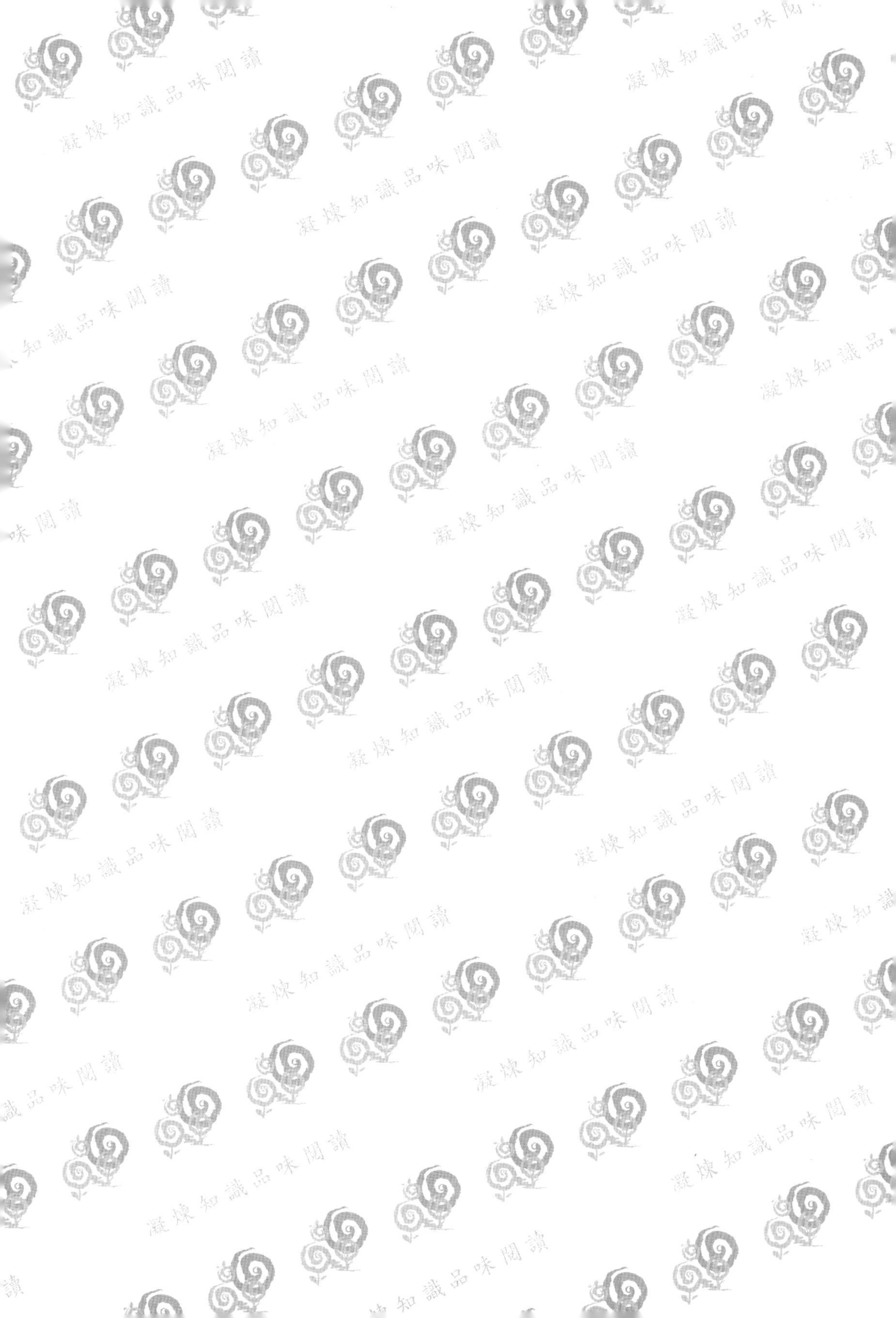
凝煉知識品味閱讀

Health Care Organization Integration and Management:

Implementation of Integrated Care

醫療組織整合與管理

整合性照護之實踐

林妍如 著

以此書，獻給

我的雙親林文弘先生、林素珍女士

序

近幾年來，臺灣大型醫療體系／王國崛起，衛福部健保署啓動多項跨醫療機構合作計畫，皆是以促進服務整合，期許朝向以「人」爲核心的整合性照護理念邁進。本書爲《整合性照護與管理：健康照護組織之價值創造》編修之第二版，希望延續第一版用書的理念，於第二版兼顧實務、學理與實證研究，提供醫療業者邁向健康照護服務整合之路時所須具備的組織設計與管理知識。

本書共分三部曲。在第一部曲中，將從消費者對健康照護服務的需求面爲始，論述醫療業者如何藉由服務整合的概念，落實以「人」爲核心的整合性照護理念。於第二部曲中，著重於醫療業者邁向服務整合之路時，所須具備的組織設計與管理知識，包括巨觀面的組織設計原則，以及微觀面的組織行爲議題。而最終第三部曲則由多面向角度探討醫療組織整合的成功定義。

感謝近15年來科技部（國科會）多年期的專題計畫補助，從早期赴美參訪頂尖整合性健康照護體系（Integrated Delivery System: IDS）、深度訪談臺灣醫院及診所前輩先進，至近年來以臺灣衛生主管機關所啓動之試辦計畫組織體爲樣本所完成的實證研究，得以將臺灣醫療業者在整合之路的經驗與智慧集結成書進行分享。感謝五南圖書股份有限公司所有同仁對本書相惜之情，支持本書再版所投入的心血。

林妍如

於臺中　中國醫藥大學醫學系社會醫學科

2015年01月10日

目錄

第二部曲　醫療組織整合：設計與管理

第一部曲

健康照護服務的整合：整合性照護的基本概念與落實

章節大綱

在消費者的意識抬頭及科技（資訊與醫療）的發達下，民眾已不再只是被動地尋求醫療照護；相反地，這個社會正教導著民眾如何珍愛自己、照顧自己。民眾意識的覺醒，使得過去的父權主義似乎已不存在，而醫療糾紛、醫療倫理議題也一再地挑戰醫療人員的專業與權威。另外，醫療業者在經營上所面臨的考驗大於從前，除了必須處理對外的複雜政府法規／體制、競爭壓力、消費者需求外，亦必須同時處理財務數字，以及長久以來存在的行政管理與臨床醫療間的代溝。

近年來，「整合」（integrated or integration）似乎是醫療業相當熱門的主題，但是當「整合」一詞遭到「濫用」而無法清楚地被了解時，將造成學者在國際學術上溝通的困難，進而阻礙推動本土學術的國際化與國際觀；而對實務工作者來說，亦可能造成組織設計上的錯誤，進而阻礙經營管理者的經驗共享；而對政策制定者來說，亦可能背負成效不彰，甚至政策制定錯誤之罪。

「整合」係指將「部分」聚集成「整體」的過程，而整合性照護（integrated care）係指「各類專業機構、單位、服務線及人員，有系統地規劃、管理及提供一案主（病患或消費者）所需要的健康相關照護服務」，簡而言之，即爲建構以「人」爲核心的健康照護服務。醫療業者在落實照護服務理念時，必須要透過協調與溝通的機制，來突破有形的組織界線（boundary），以確保無隙的服務（seamless service）。

對醫療業界來說，「整合」或是「整合性照護」是一種概念的表達，可以從不同的層次角度來切入與落實。就整體醫療背景來說，落實整合性照護的理念通常可以從五個層面來談，包括國家層面（national level）、區域／地域層面（regional/district level）、機構層面（institutional level）、機構內／部門層面（departmental level），以及醫療照護服務層面（service level）（見圖1）。

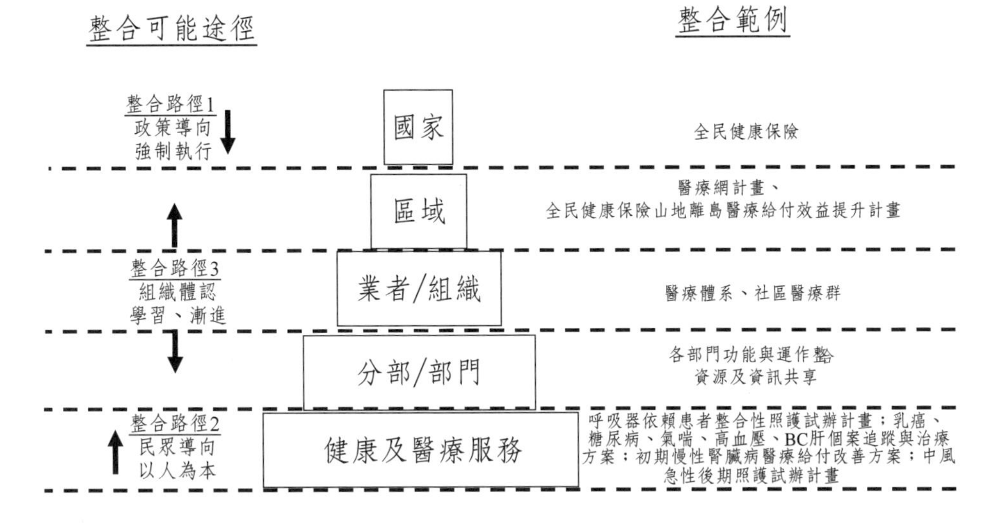

圖1　醫療業中落實整合性照護的多層面剖析圖

從國家層次談整合，係以國家政策爲考量，其目的強調在國家完整的醫療體系制度下，共享醫療保健資源，並爲國民提供一個具公平性、可近性高、品質合理及有效率的醫療保健服務體系。通常該整合層次多屬於國家整體對醫療業的政策面規劃，例如全民健康保險的實施，係從國家的角度來整合，將保險人、健康暨醫療服務提供者及被保險人（民眾）結合爲一體，以達到醫療服務標準規格化、提升醫療結果品質、減少醫療資源的浪費、增加就醫可近性、促進醫療資源合理分布的重要性，以及穩定國家財務等等[1]。

從區域／地域層次談整合，強調在規劃國家的醫療區域時，同時兼顧區域行政與功能（如社會經濟活動、資源、地理位置等等），以均衡各區域的醫療資源分布（包括醫療院所、醫療設施、醫事人力等）。從臺灣早

1　劉見祥，1999，全民健保支付制度之趨勢，醫院，32:6，頁15-22。

期的醫療網計畫，到衛生福利部中央健康保險署推動的全民健康保險山地離島醫療給付效益提升計畫等等，皆屬於區域層級的整合。

組織人或企業人（即業者）視「整合」爲一種經營策略，係指對核心服務以外的服務所有權擴張，其目的在於滿足消費者的需求、增加對市場的控制，並期望爲核心組織帶來更多的收入、塑造市場品牌、提升品質，以及降低成本等等之潛在價值。如[2]中國醫藥大學暨醫療體系、長庚醫療體系、秀傳醫療體系等醫療王國的建立，以及衛生福利部中央健康保險署所推動的家庭醫師整合照護計畫的社區醫療群。

以組織為主體，談其內部的整合概念時，在於強調部門化的專業分工下，協調各部門間的功能運作及互動，以促進資源及資訊的共享，消除流程中無謂的浪費，並促進組織內部的團結合作。

而從健康及醫療服務的層次談整合，係以案主（病患）的疾病爲主軸，來規劃其所需要的醫療服務分工制度，適當地規劃及利用醫療服務資源，並降低不當的醫療資源浪費。舉例來說，衛生福利部中央健康保險署所推行的呼吸器依賴患者整合性照護試辦計畫，即針對呼吸器依賴患者來規劃包括急性照護病房、慢性照護病房、居家照護等急、慢性照護分級的方式，並成立由醫師主導的醫療團隊，包括醫師、呼吸治療人員、護理人員、個案管理人員及其他人員（如物理治療人員、職能治療人員、臨床心理師及社會工作人員）等成員，來爲呼吸照護患者做一完整的照護規劃與監控。另外，乳癌、糖尿病、氣喘、高血壓、BC肝個案追蹤與治療方案、初期慢性腎臟病醫療給付改善方案等等，皆屬於落實整合性照護概念

---

[2] 一般來說，組織整合可以粗分爲兩種組織結構模式，一爲體系式（system）的單一所有權整合模式，另一爲組織網絡式（network）的契約式整合模式。關於整合組織的結構定義，請見第四章。

的措施。

在圖1中，筆者以金字塔圖示來表達落實整合性照護的五種層次概念，藉此來說明彼此間的相關性及漸進性關係。一般來說，要達到較高層次的整合任務，是需要藉由較低層次的整合任務來成全；同樣地，較低層次的整合任務，是需要借重較高層次的整合來支持。長久以來，臺灣的醫療業是以「醫療服務提供者」（即組織／業者）的專業分工方式，來建構出整體國家醫療體系，因此，欲促成高層次（國家層次）的整合時，則需要醫療業者的成全；另一方面，因為醫療服務是由醫療業者所提供，因此在推動以「人」為核心、「疾病」為標的照護服務整合時，更須要由醫療業者來啓動，藉由有系統地規劃、管理及提供一案主（病患）所需要的健康相關照護服務。若只是一味地從政策面來要求業者進行整合，即由上而下來推動整合（見圖1中所述之「整合路徑1」），或是僅由下而上來推動整合性照護服務（見圖1中所述之「整合路徑2」），則勢必考驗著醫療業傳統既有的組織藩籬。因此為了促進國家整合，國家衛生主管機關首先必須先促成業者間的整合／合作意願，並由業者主動以「人（病患）」為本的醫療服務為宗旨，來規劃及設計自身醫療機構／體系的多元化服務，抑或是尋求其事業夥伴，來推動整合性照護的運作模式，以循序漸進、向下及向上來落實整合性照護的理念，達到國家整體的服務效益（見圖1中所述之「整合路徑3」）。

組織層次的整合是需要動機的——對於偏鄉離島地區，「互通有無」是機構求生存的基本經營本能；但是在醫療資源豐沛的地區裡，競爭的壓力與企業生存的權利，皆考驗著醫療業者如何在自身利益，以及與同業共存的信任與智慧。有鑑於此，筆者認為從組織人／業者的角度來談整合時，可以幫助醫療業者突破過往單打獨鬥的經營困境，並促成未來推動整體區域及國家層次的醫療資源整合；另外，從灌輸醫療業者以「人」為核心的照護概念，更可作爲醫療業者進行整合時，在其組織內部設計規劃之依據。因此，本書主要係從醫療業者的角度來著眼，帶領讀者進入醫療組織整合的設計與管理。

在本書的第一部曲，首先從消費者的需求論，即人類對健康及醫療照護服務的需求談起（第一章：整合性照護的基本概念），並以此延伸，來了解整合性照護的落實，即醫療組織整合如何來滿足消費者對健康及醫療服務的需求（第二章：整合性照護的落實：醫療組織整合）。

第一章　整合性照護的基本概念

章節大綱

整合性照護（integrated care）係指各類專業機構、單位、服務線及人員，有系統地規劃、管理及提供一案主（病患或消費者）所需要的健康相關照護服務，而這些服務提供可以發生在機構、社區，甚至案主家中。因此，醫療業者在落實此照護服務理念時，必須要透過協調與溝通的機制，來突破有形的組織界線（boundary），確保無隙的服務（seamless service）【1, 2】，這與過去醫療業所強調的「疾病治療」狹義概念是有所不同的。整合性照護概念強調醫療業者在提供人類健康照護需求時，必須突破過往以醫療專業分工的市場設計模式（即供給面）；而以「顧客需求」的消費者導向設計模式（即需求面）爲之。

從消費者的需求面談健康照護服務時，所強調的是照護全人的「健康」（to care “*health*”），並將人類的健康願景導向個人化的健康維護（individualized health maintenance）。個人化的健康維護並不是從提供者的角度來創造或開發消費者的需求；而是強調從消費者的需要、價值與期望來重新塑造及開發服務與產品。這些轉變帶給醫療業者一個最重要的省思，即消費者已從過去被動地接受醫療診斷及治療的角色，轉變爲主動地參與及管理他們自身的健康。消費者希望以金錢來換取（獲得）較佳的服務價值，包括較好的生活品質（quality of life）、較佳的照護服務（better care）、個人化的治療服務（personalized treatment）、服務的便利性（convenience），以及服務的多選擇性（choice）等等。因此，當醫療業者談健康照護服務時，應強調突破過去傳統的照護服務供應面思考邏輯——即「頭痛醫頭，腳痛醫腳」的片段性照護服務，轉而強調跨各健康及醫療專業間（multidisciplinary）的協調及合作，來提供民眾「最適化」的照護服務。最適化的照護強調「對的時間、地點，獲得對的照護服務」，也就是健康照護服務的整合。健康照護服務的整合強調醫療資源與病患情況的適配性，一方面確保醫療資源的使用適當性；另一方面讓病患得到最適合其所需的照護強度。以一例子來說明之：

> 一位老婦，80歲，無任何重大疾病，日常起居需要專人照料。日前因為尿道發炎，進入急性醫院住院就醫，目前已經痊癒，並無大礙。
>
> 老婦的女婿是該家急性醫院的主治醫師，建議丈母娘繼續留駐醫院急性病房單位，並叮囑病房護理人員多加照顧。

對於上述例子中的老婦（一位需要進行急性治療的病患），在其病症完治後，即使該名病患可以付得起醫療費用，但是對該名老婦人來說，急性照護病房並不是最適合她的養病場所。在這個例子中，醫療業者必須要思考是否有其他更適合照護該名老婦人的療癒地點，例如，機構式長期照護或養護機構、社區照護機構或居家照護等，而非只是求一時（短期）的占床率績效而已。如此一來，除了可避免急性照護資源不當利用，且可讓急迫需要照護的其他急性患者受到及時的照護。這就是最適化的服務原理，也是整合性照護的運作概念。

在政策制度規劃方面，整合性照護概念的應用最常見於「建立分級醫療及轉診制度」的概念。建立分級醫療及轉診制度，其目的在於促進各醫療專業間的分工合作，減少醫療資源浪費，保障病人權益，使病人得到最適當之照顧服務。轉診制度的精神在於醫療機構因限於設備及專長，無法確定病人之病因或提供完整治療時，應建議病人轉診[1]，換句話說，即是從病患的需求來提供所需的服務，達成全人化的照護。雖然整合性照護的概念易懂，但在概念的落實上，卻有其潛在的困難；主要的原因是受到醫

---

1 見醫療法第五十條。

療服務業中既有的業者經營模式所牽制，因而導致業者對提供整合性照護的意涵誤解，造成運作過程的阻礙。因此，本章先以「人（病患）」爲出發點，探討人類終其一生所需要的健康及醫療照護需求，繼而探討過去醫療提供者在專業分工理念下，對整合性照護所產生的錯誤思維。最後再以「人（病患）」爲核心的思考模式爲始，提出最適照護模式。

第一節　人類對健康及醫療照護之需求

一般來說，人終其一生對健康及醫療照護服務的需求，可用預防醫學的三段五級預防工作爲分類依據，包括避免危險因子的侵襲、阻斷疾病的發生、遏止病情的惡化、限制殘障及避免死亡【3】（見表1）。預防醫學的三段五級工作是針對疾病的自然史所劃分的—初段預防（primary prevention）係針對疾病的易感受期而定，在此時期疾病尚未發生，但是危險因子已經存在，因此此段的預防工作在於改變個人的易感受性，或是降低暴露於病原的機會，主要泛指在尚未出現疾病症狀之階段。通常初段預防可再細分爲兩級，一爲健康促進（health promotion），另一爲特定事件的預防（specific protection）。健康促進係指增加人類控制與改善自己健康能力或潛能之過程，包括養成健康的個人生活方式（例如營養狀況、免疫力、體適能、情緒穩定性、衛生知識與態度、生活習慣、與調適壓力等等）以及創造有利的健康環境（例如福利預算、就學、收入與社會安全及生活條件等等）。

次段預防（secondary prevention）係針對疾病的早期發展而設定，目的在於使疾病在早期的階段被發現與適當治療，以預防及治療疾病惡化、避免疾病蔓延、避免併發及續發症、或縮短殘障期間，而該時期的健康及醫療服務屬於「急性醫療照護」。

表1　人類終其一生對健康及醫療照護服務之需求類型

<table>
<tr><td rowspan="2">三段五級</td><td colspan="2">初段預防
（Primary Prevention）</td><td colspan="4">次段預防
（Secondary Prevention）</td><td colspan="2">末段預防
（Tertiary Prevention）</td></tr>
<tr><td>健康促進</td><td>特定事件預防及保護</td><td colspan="4">早期診斷與適當治療</td><td>限制殘障</td><td>復健</td></tr>
<tr><td>目的</td><td>增加人類控制與改善自己健康能力或潛能之過程，包括養成健康的個人生活方式以及創造有利的健康環境。</td><td>針對特定事件，採行各種防護保健措施，以避免或減少特定疾病或事件的發生。</td><td colspan="4">治療及預防疾病惡化、避免疾病蔓延、避免併發及續發症、或縮短殘障期間。</td><td>根據臨床癥狀適當治療以遏止疾病惡化，避免進一步的併發和續發疾病而造成暫時性或永久性殘障。</td><td>使發病的病例早日康復，或是使其因復健而維持一定的生理、心理及社會機能。</td></tr>
<tr><td rowspan="3">照護服務型</td><td colspan="2">基層照護</td><td colspan="4">急性照護／
亞急性照護</td><td colspan="2" rowspan="2">復健及長期照護</td></tr>
<tr><td>健康促進</td><td>預防</td><td>急、門診照護</td><td>住院照護</td><td>三級照護</td><td>亞急性／中期照護</td></tr>
<tr><td>☐衛生教育
☐營養諮詢
☐個性發展
☐合適工作環境及休閒娛樂
☐婚姻座談
☐優生保健
☐定期體檢
☐住所供給</td><td>☐實施預防注射
☐培養個人衛生
☐改善環境衛生
☐避免職業危害
☐預防事故傷害
☐攝取特殊營養
☐消除致癌物質
☐預防過敏來源</td><td>診斷病例、症狀治療</td><td>急性症狀、併發症之住院治療</td><td>重症、特殊照護</td><td>急性後期照護</td><td colspan="2">提供慢性身體、心理、社會功能障礙民眾的健康及安寧，對其提供診斷、治療、復健、維護及支持服務</td></tr>
</table>

末段預防（tertiary prevention）在於藉著各種治療的方法，使病例早日康復，或是使殘障病例因復健而恢復正常機能。一般該階段可再細分爲兩級，一爲限制殘障期（disability limitation），目的爲針對疾病明顯的臨床癥狀，做適當治療以遏止疾病惡化，避免進一步的併發和續發疾病而造成暫時性或永久性殘障；另一爲復健期（rehabilitation）或長期照護期，目的爲使發病的病例早日康復，或是使其因復健而維持一定的生理、心理及社會機能。

針對消費者在不同階段的健康及醫療照護服務需求，醫療業者針對主題來提供各種服務，以使民眾獲得一生中維持健康所需的各項生理、心理及社會性服務。舉例來說，在表1中所示，在健康促進時期，健康照護提供者能提供的民眾健康相關服務包括：衛生教育、營養諮詢、壓力調適、個性發展、合適工作環境及休閒娛樂、婚姻座談、優生保健、定期體檢、住所供給等等；在特定事件的預防及保護時期，實施預防注射可避免傳染病之侵害、配備安全的設施可避免職業傷害、消除致癌物質可降低致癌可能性，以及預防過敏來源等等；在次段預防強調病症早期發現及適當治療，以急性醫療照護服務爲之，包括急、門診照護、住院照護及三級照護等等，此係針對明顯的疾病臨床徵狀提供急性醫療治療照護（緊急性的醫療照護）服務，該期的病症可能較爲嚴重或複雜。

再者，中央健康保險署自2014年3月起，選擇共病較多、人數較多的腦中風疾病來試辦「中風急性後期照護試辦計畫」，以期建立臺灣急性後期（亞急性／中期）新照護模式，期以銜接急性醫療與長期照護[2]。在末段預防一般泛指復健／長期照護等工作，通常此類照護服務並不像急性照護服務般地需要較密集的醫療科技及專業人力上的診斷及治療；其目的在

---

[2] 全民健康保險雙月刊第112期（103年11月號）。

於提供慢性身體、心理、社會功能障礙的民眾之健康及安寧，對其提供診斷、治療、復健、維護及支持服務【3】。

第二節　專業分工的迷思

整合性照護除了強調人終其一生對健康及醫療照護服務的需求外，更挑戰著醫療業者如何來提供這些多元化的健康及醫療照護服務。對於提供整合性照護服務，醫療業者常常僅局限於醫療本身專業分工的角色來思維，常見的思維模式包括階梯模式（ladder model）、同心圓模式及矩陣模式【4】，而這些模式代表著一種意象（image），意含了醫療業者在提供整合性照護時的假設及理念。

階梯模式爲醫療業者在提供整合性照護時最常見的一種思維。階梯模式（見圖2）是爲一種急性照護模式（acute care model），此模式的

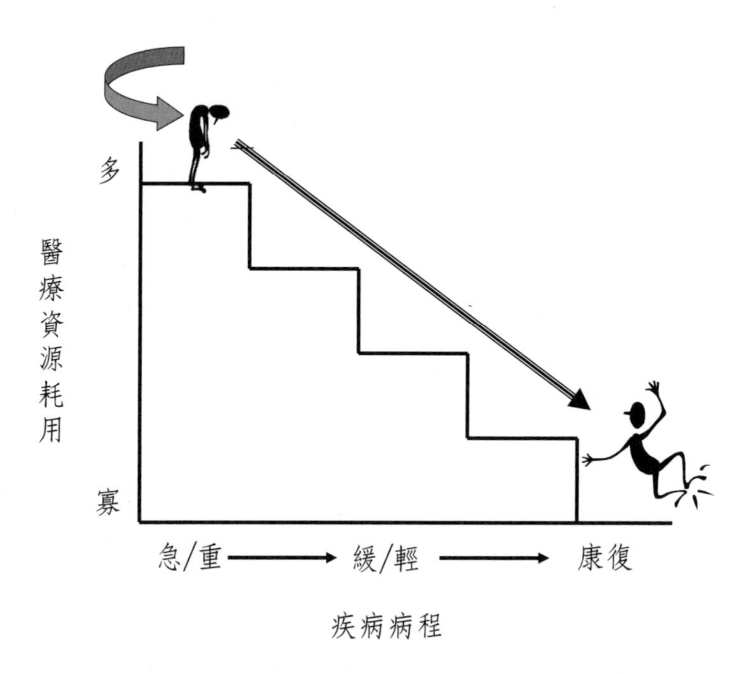

圖2　醫療業者對整合性照護的落實：階梯模式

觀念雛型最早源自於1950年代密西根大學醫院及護理管理者的「病程」（progressive patient care）理論。階梯模式是從醫院的角度來思維病程的急、重、緩、輕，以及了解醫療資源的耗用程度。舉例來說，當一個健康的人罹患急性疾病時，便啓動了醫療照護服務的利用，並開始一連串的治療與處置。在階梯模式中，每一疾病的歷程皆起始於梯頂，而終於梯底，即疾病由急、重至緩、輕，而至康復，因此該模式也常被用來隱喻一急症病患的醫療資源使用狀況。

階梯模式的思維很簡單，因此常成爲急性照護業者在規劃照護服務時的重要依據。但是這樣的模式卻有幾點限制：第一、階梯模式無法描述長期照護病患的照護需求。舉例來說，對於需要長期照護的病患來說，其醫療資源的耗用不見得完全以圖2所示的單向、線型遞減關係存在；因爲長期照護病患可能因爲病情的惡化，而必須再次接受如急性照護般的密集治療處置（即資源耗用增多）。第二、該照護模式無法解釋非疾病期的健康保健工作。因此，利用階梯模式來規劃人終其一生對健康及醫療服務的需求，是有欠周到的。

同心圓模式亦是醫療業者落實整合性照護時的思維模式之一。該模式是以目標組織爲核心，進而與市場上其他業者共同來提供人們所須的健康及醫療照護服務。舉例來說，以一家地區醫院之急性照護服務爲核心，市場上其他業者如護理之家、居家照護機構、復健機構、基層開業醫、衛生局（所）等等（見圖3），而人們／病患便可以在這些醫療業者所提供的專業服務間穿梭，來獲得其終其一生所需的健康及醫療照護服務。雖然此種模式可以解釋人類一生中可能接觸到的所有照護處所，但是此種照護模式的思考邏輯只強調醫療業中「現有的」健康及醫療業者，換句話說，即是根據現今醫學教育的專業訓練所產生的既有產品線／服務線（如醫院、護理之家、檢驗所、社區藥局等等），來思維人們對健康及醫療照護服務的需求。若醫療業者太專注於自身的專業分工，只從既存的產品／服務來評估市場需求，則可能流於行銷短視（myopia）之弊，即如同「完美補鼠器謬論」（better mouse-trap fallacy）[3]之譬喻。

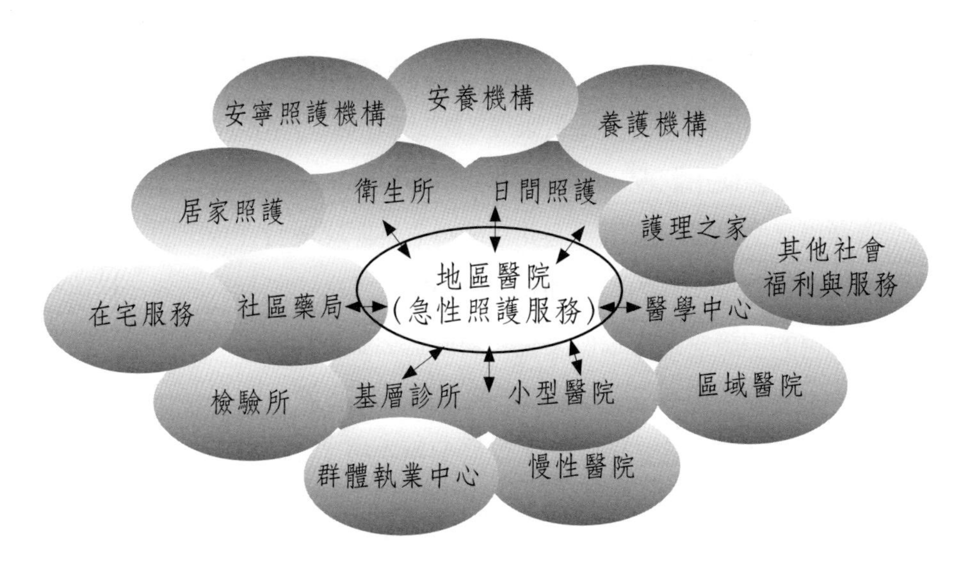

圖3　醫療業者對整合性照護的落實：同心圓模式

在競爭的壓力、業者經營版圖的地理性擴張，以及多元化的支付制度下，醫療業者對於整合性照護的概念也漸漸用較複雜的模式來規劃，而矩陣模式（matrix model）即是利用三度空間來落實整合性照護的一種譬喻（如圖4所示）。在矩陣模式中，給付來源（payment source）、市場服

[3] 很多製造商以爲只要製造出較好的捕鼠器，顧客就會上門搶購。結果這些製造商大失所望，因爲顧客並非爲購買捕鼠器而買捕鼠器，而是希望爲尋找解決鼠患問題的產品。因此，只要比捕鼠器更好的產品出現時，則顧客便會捨棄對捕鼠器之購買。業者必須要注意除了著重產品或服務的本身屬性外，消費者眞正的需求才是更重要的。【5】

務種類（service mix）及服務地點（site）分別代表X、Y、Z三主軸，而把這些主軸的刻度作一串聯後（即圖4中的虛線），便形成爲一個個的盒子（boxes）或立體方格（cells）。當然，依據每一個主軸刻度的多寡，矩陣中可包含一至數個、數十個、甚至數百個的盒子或立體方格。一般來說，當醫療業者以矩陣模式來思維多元的照護服務時，通常會先找出目前業者尚未擁有的格子（missing boxes），然後再想辦法開發（填補）它們。舉例來說，洗腎是健保給付高利潤的服務項目之一，醫療業者便會開始想著利用自建、外包等方式來提供該項服務。這樣的思考模式看似完整，但是悲哀的是一不管醫療業者、衛生政策制定者或支付者花費了再多的努力，希望可以從書本學理或是研討會裡來找出更多可能的健康及醫療服務種類；但最後都會發現在這個矩陣模式中，將永遠會有填補不完的盒子！更糟的是，當醫療業者無法爲特定病患提供最適化的方格（也就是沒

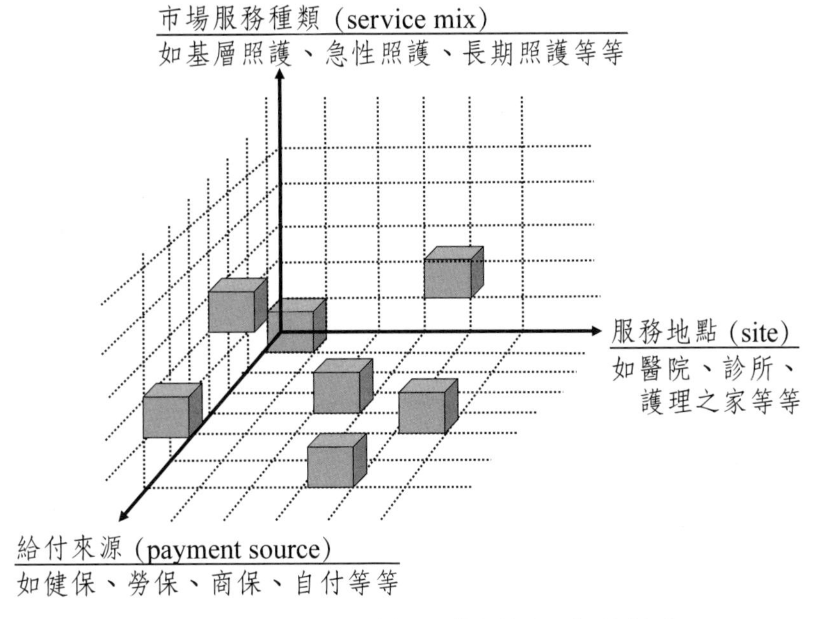

圖4　醫療業者對整合性照護的落實：矩陣模式

有適合的服務、合理的支付或適當的地點可以安置特定病患時）時，便會強迫病患去接受不適合的服務。這種思維模式也是造成醫療資源不當使用的主要原因之一。

利用階梯、同心圓或矩陣模式來規劃及落實整合性照護的理念時，皆存在著共同的盲點，也就是這些模式皆是從「供給面」的產品／服務角度作爲服務規劃的核心。換句話說，在設計健康照護服務時，醫療業者或政策規劃者是以「現有的」專業及醫療服務作爲起始，並非以消費者的需求作爲起始考量，因此最終還是無法眞正地滿足目標市場的需求。舉例來說，若一個社區中，經濟困難、患有長期慢性疾病、需要功能性照護的老人群體占社區人口中的大多數，而對該社群來說，大量及廣泛性的長期照護服務是最被需要的。因此，對於該目標市場的醫療業者來說，其所扮演的角色應是強調滿足老人群體的健康照護。但若當地的醫療業者卯足全力來規劃一「多元化」的照護服務種類（service mix），即塡滿所有的照護服務方格，卻沒有將其主力著重於長期照護服務時，則業者所努力塡滿的多元化照護服務將發生產能過剩的情況，而目標民眾（即老人）對其眞正的需求卻仍有供不應求（under-served）的現象。因此，從專業角度設計服務雖有其學理上的優勢，但與民眾眞正的需求做一適切地配合才是規劃整合性照護時的重要關鍵【4】。

第三節　最適照護模式：以人爲本的整合性照護

整合性照護的概念是以「人」的需求爲核心，並非從醫療業者的角度對服務漫無目標地無限擴充。從企業經營的角度，Hamel與Prahalad（1994）【6】曾提及，顧客從來都沒有表示其需要自動櫃員機、傳眞機或手機，但爲什麼這些產品卻出現在人類的日常生活中，帶給人類無限的便利呢？這是因為業者將消費者心中的無形意念，以有形產品具體發展出來，來滿足消費者的需求。Hamel與Prahalad同時指出，業者常常只著重在現有顧客的已知需求上來延續顧客（見圖5中左下方格），或充其量再努力地從競爭對手中爭取新顧客來增加市場占有率（見圖5右下方格）；但卻常忽略了開創市場機會最大的契機——即發掘現有或潛在顧客心中無法具體說出的需求（見圖5上方左、右格）。發現消費者眞正的需求、發揮創意、從顧客面思考等等論點，都是近年來醫療業者努力的方向，舉例來說，一些醫院營養部門針對上班族女性的需求，研製開發鋁箔包裝的中藥養生補品，幫助女性上班族節省熬煮中藥補品時間，讓新時代的職業婦女更能享受生活的品質。

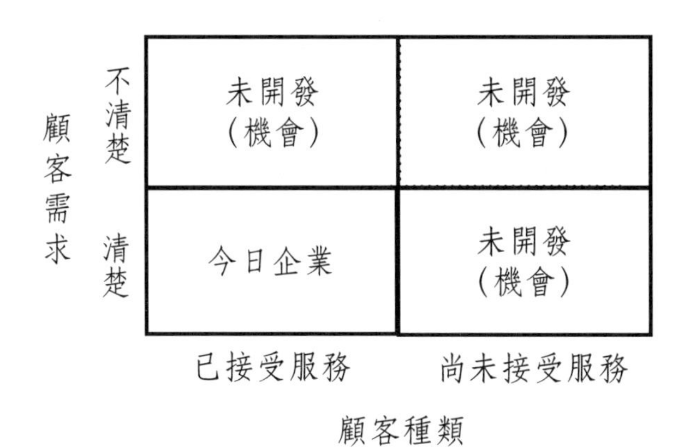

圖5　企業商機：滲透與開發

資料來源：改編自Hamel, G., & Pralahad, C.K. (1994). Competing for the Future. Harvard Business Review, 72(4), 122-128.

當然醫療業者必須要注意，雖然創意是很容易模仿及跟隨的，但使用創意時也必須考慮其適用時機。接續前述所談營養補品的例子來說，鋁箔包裝的中藥養生補品並不是在所有的地方都是受歡迎的，舉例來說，如果您的醫院位於生活步調緩慢、悠閒的鄉村，在傳統鄉村生活中的上班族婦女相對是較少的；因此該項貼心的產品／服務在鄉間是無法產生附加價值的。換句話說，目標市場（即目標人口）的需求是業者對其事業所進行的一種評估，對業者來說亦是一項保障，它可以確保業者獲得合理的收益，並作爲日後組織發展之資本。

在醫療業者爲病患（人）規劃整合性照護服務時，最早是由Valdeck（1987）【4】提出兩種思維模式，一爲使用者友善的電腦系統模式（user friendly computer model），另一爲根源系統模式（root system model）。**使用者友善的電腦系統模式**係指在無窮盡的電腦程式組合中，存在著各式各樣的電腦程式以符合不同使用者的需求。使用者友善的電腦系統擁有內部程式可供使用者使用，而電腦系統亦具有執行評估、偵測等功能，使得這些內部程式能夠很方便地一再修正，以符合使用者的特殊需求。另外，在此模式中，電腦軟硬體亦擁有一系列的科學知識及專業捷徑（shortcut），它可以不斷地學習與更新，當然最重要的是這些學習及更新的內容都是由使用者來驅動的（user-driven）。使用者友善的電腦系統模式思維是一種譬喻，整個電腦系統暗喻爲醫療業者，而使用者係指目標顧客。在電腦系統中（即業者），除了原先存在於電腦系統內部的精良程式（即專業人員／服務）外，整個系統必須不斷地評估、偵測及再修正，而修正的內容必須是使用者（即顧客）導向的。另外，隨時監控與修正的目的在於因應人類疾病及醫療照護結果的不確定性與複雜性，以確保最終照護品質的完整性。要讓使用者友善電腦系統發揮功效，必須要具備四個基本條件：(1)穩定可靠的「電力」來源，例如財源及專業人力等等；(2)足量的「記憶體」來記憶所有消費者的資訊，換句話說，專業人員可以共享資訊，包括行政管理及臨床資料等；(3)擁有基本的系統平臺（system architecture），包括策略規劃、統轄、財務、資訊、人力管理等；以及(4)

必須要有事先安裝的標準化例行程式，即提供例行性服務時有一套標準化的作業規範可依據。

根源系統模式是規劃整合性照護時的另一種較爲生命化的譬喻。以一棵樹木爲例，其主體可分爲根、莖及葉。根部，亦稱爲根源系統，係指照護服務提供者；而根源系統所支持的莖與葉，係指消費者。根源系統的功能在於朝向有養分（即資源，包括人力、物力、財力等等）的方向延伸，以獲取養分並提供植物體其他部位，如枝、葉的需要，如此一來，植物體漸漸地開始成長茁狀，進而長出更多的枝葉。在這些茂密的枝、葉中，主枝幹代表醫療業者爲顧客所提供的標準化照護服務；而分枝、葉則可視爲醫療業者爲因應個別消費者的個別需求所延伸的客製化服務。當然，一棵樹木亦須要適時地修修剪剪，來使得整個樹體更加美麗與茂盛，這也代表業者必須要適時地檢視及修正本身所提供的產品 / 服務，去蕪存菁，以更加符合消費者的需求。另外，根源系統譬喻的最重要的目的在於提醒業者——消費者才是根源（root system）生存的目標。

總結

整合性照護是一種概念，其精神在於以消費者（人）終其一生所需的照護服務需求下，醫療業者思索如何提供其最適當化的照護。在現有的醫學教育領域中，我們常常犯了頭痛醫頭、腳痛醫腳的短視；而現有醫療業者的專業組織藩籬，也使得專業間少了一份團隊合作的意願。因此，如何針對目標市場（即目標顧客）來做最妥善的健康及醫療服務規劃與提供，相信是臺灣衛生主管機關以及醫療業者必須要共同思索的議題。在下一章節中，筆者將從醫療組織整合的角度，談談醫療業者如何來落實整合性照護的理念。

參考文獻

【1】Mur-Veeman I., Hardy, B., Steenbergen, M., & Wistow, G. (2003). Development of Integrated Care in England and the Netherlands: Managing across Public-Private Boundaries. Health Policy, 65(3), 227-41.

【2】Konrad, E.L. (1996). A Multidimensional Framework for Conceptualizing Human Services Integration Initiatives. In J.M. Marquart & E.L. Konrad (1st Eds.). Evaluating Initiatives to Integrate Human Services. p.9, Jossey-Bass Inc.

【3】陳拱北預防醫學基金會，2007, 2008，公共衛生學，巨流圖書公司。

【4】Valdeck, B.C. (1987). The Continuum of Care: Principles and Metaphors. In Evashwick, C.J., & Weiss, L.J. (Ed.) Managing the Continuum of Care. Chapter 1. An Aspen Publication.

【5】方世榮，2003，行銷學，三民書局。

【6】Hamel, G., & Prahalad, C.K. (1994). Competing for the Future. Harvard Business Review, 72(4), 122-128.

第二章　整合性照護的落實：醫療組織整合

章節大綱

在前一章節中所述，整合性照護的概念包含了人類終其一生對「健康」所需的照護服務。而人對健康及醫療照護服務的需求，最常以預防醫學之三段五級模式來說明，包括健康促進、疾病預防，到急性疾病治療與復健，以及慢性疾病之長期療養，此即爲醫療業所指的健康及醫療需求之價值供應鏈模式。在面對人類維持健康的各類服務需求，以及醫療業既存的各類醫療業者，要落實整合性照護的理念，則在於如何將這些醫療業者間做最好的聯繫，使得消費者（病患）能依其需求來獲得最適當的照護。而醫療業者間的聯繫，即爲所謂的「醫療組織整合」。

第一節　組織整合的基本概念

談到組織的整合，最常從製造業的供應鏈模式來說明。製造業供應鏈模式係指一產品從生產、銷售至消費者的過程。因爲消費者購買一產品是購買該產品本身的價值及其附加價值，例如，較快速的產品送達、較新穎的產品設計等等，因此在評估產品整體的價值之後，消費者將整體產品價值賦予同等的貨幣價值，所以供應鏈又常被稱爲價值鏈【1】。對於產業界來說，供應鏈的管理模式常可作爲組織經營發展的契機。產業的供應鏈或價值鏈可以分割成不同的供應階段或價值單元，如圖6所示，包括原物料的供應、產品製造、物流及銷售。在這些供應鏈的不同階段中，哪些價值階段是屬於業者欲參與或自行提供的，或是哪些價值階段是業者欲由外部取得或委外進行等問題，即是所謂的垂直整合（vertical integration）。**垂直整合**是企業界以單一所有權方式，來確保「標的組織」（focal organization）控制資源及市場的一種策略，其目的在於控制一個組織的核心服務之需求與通路，因此垂直整合又可分爲兩種，一爲向上／向後垂直整合（upstream/backward integration），另一爲向下／向前垂直整合（downstream/forward integration）。向上／向後垂直整合係指標的組織為監控其所賴以生產的資源需求時所做的整合，亦即尋求對其供應商的所有權或是增加對其控制；而向下／向前垂直整合係指標的組織為監控其產品之配銷通路所做的整合，亦即獲取配銷商或零售商之所有權或增加對其之控制權。水平整合（horizontal integration）強調在某一供應階段或價值單元中，業者利用單一所有權方式來增加對競爭者的控制權，以增加規模經濟、增加資源獲取能力及競爭力的轉移。總言之，供應鏈的整合概念在於跨越各組織界線的藩籬，希望在一個商業流程的架構下，共享經營資源及資訊，並以供應鏈整體最佳化為目標，徹底消除商業流程中的無謂浪費。

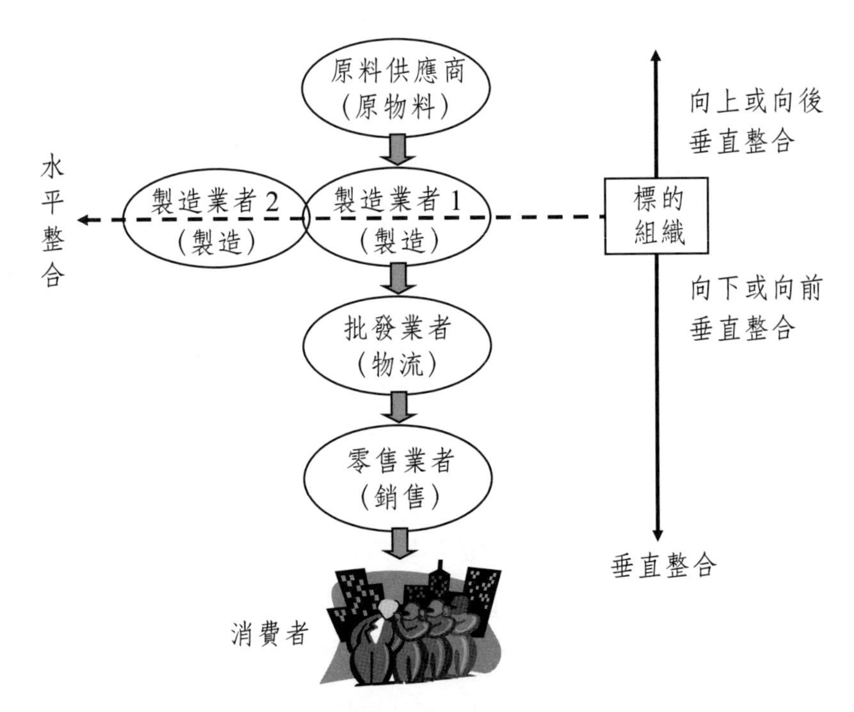

圖6　製造業之產品供應鏈模式

第二節　組織整合於醫療業的應用

在描述醫療組織間的整合關係時，常是以人終其一生的健康及醫療照護服務需求，來說明醫療服務供給面的「服務供應鏈模式」，換句話說，即以預防醫學的三段五級照護階段，如圖7所示。但是醫療業的服務供應鏈模式，與製造業的價值鏈或供應鏈概念是有所差別的。如圖6所示，在製造業的產品供應鏈模式中，包含一產品從生產製造、銷售，而最終至消費者手中的一連串單向、線型過程；但是對於醫療業來說，服務的供應並非全然如此，主要的原因在於：(1)製造業的產品製造談的是大量、標準化規格的產品生產概念；而醫療業對病患的服務產出是小量的，且健康及醫療服務本身是相當複雜多元的——從簡單的疾病預防、感冒治療，到複雜的器官移植手術。(2)定義健康及醫療照護服務的先、後生產／服務的過程（process）以及終點（output or endpoint）是很困難的，換句話說，病患對健康及醫療照護服務的需求並不是完全以線型序列（linearly sequential）方式出現【2】。舉例來說，在急性醫院的住院病患，可能係經由診所或基層醫師轉介入院；亦可能因病情惡化而從居家照護或護理之家重返醫院；再者，臺灣病患選擇就醫機構的自由性，不定點就醫更是常見。(3)醫療業者依其服務提供的類型可分爲基層診所、醫院、護理之家等機構類型，這些是醫療業中的主要服務提供者，然讀者亦不能忽略提供健康及醫療照護服務亦需要靠其他專業團體共同完成，包括社區藥局、宗教支持團體（如龍發堂），以及其他社會機構，包括在宅服務、日間托老等等。(4)醫療產出（服務）結果不僅有賴於醫療業者的照護資源、能力及品質，更有賴於病患自身行爲的主動性（如主動告知其過敏與藥物不良反應經驗等等）、順從性（如醫囑遵從性）及動機（如求生信念），換句話說，在服務的提供過程中，消費者與醫療業者間是不可分割的，需要靠彼此互動來促成照護的完成。也正因爲如此，使得醫療產出的眞正報酬

（rewards）價值常是難以估算的。另外，疾病發生的不確定性，包括病程發展、生物特性（biological）、異質性（idiosyncratic）及一些未知致病機轉，都使得醫療業者對於各種複雜的疾病，常常只能扮演著反應者的角色，且必須不斷地因應（adaptive）。因此，圖7的直線意象圖所顯示的健康及醫療照護服務供應鏈模式，僅是一個簡化圖，用以協助讀者了解醫療組織整合時的結構關係。

健康及醫療照護服務供應鏈			
初段預防	次段預防		末段預防
基層照護 健康促進｜預防	急性照護 急、門診｜住院｜三級 照護　照護　照護	中期／亞急性照護	復健及長期照護
□衛生所 □疾病防治中心 □性病防治所 □社區衛生專業機構等	□私人診所 □群體醫療執業中心 □地區醫院 □區域醫院 □醫學中心	□地區醫院 □區域醫院	□醫療院所（慢性醫院及病床、精神醫療、神經醫療、呼吸治療） □機構式醫療服務（護理之家、養護機構、安寧照護） □社區式服務（日間照護、日間托老、居家護理、居家服務、居家支援、送餐服務、電話問安居家安寧居家呼吸治療 □機構式住宅服務（安養、失智、收容所、榮民之家）
替代醫療、捐血中心、社區藥局、檢驗所、其他健康照護相關機構			

圖7　醫療業的健康及醫療照護服務供應鏈模式

圖7所示【3-5】，第一階段的基層健康及醫療服務需求，稱爲初段預防，主要泛指在尚未出現疾病症狀的階段，即預防及保健工作，可由衛生

部門、醫療相關機構及非衛生部門共同推動，強調個體需從其日常生活中來促進健康生活的養成及爲創造健康的環境。第二階段稱爲次段預防，主要爲急性照護服務，強調疾病的診斷與治療，希望藉由這種醫療行爲的介入來使病患恢復原本的健康，包括急、門診照護，以及急性住院照護。急、門診照護單位一般係指正式的醫療機構，例如醫院急診部、醫院門診部、診所等等，提供民眾有關預防性、維持性、診斷性及康復性的服務，這類照護服務所涵蓋的健康需求範圍相當廣，包括簡單不需住院的健康檢查、不需住院的門診治療、病患出院後例行性回院門診複檢或是追蹤治療等等；而急性住院照護（acute inpatient care）單位係爲提供病患在臨床期疾病的症狀或癥候所需的住院治療，以遏止疾病惡化、避免進一步的併發及續發疾病。末段預防常指需要借助長期照護、復健，或是居留式的照護（custodial care）來輔助以維持健康，例如一些成人或小孩需要旁人來提供醫療或日常生活起居的協助。當以服務地點（site）作爲分類基準時，可分爲機構式醫療住院服務及社區式照護服務。機構式醫療住院服務協助個案身體功能障礙的康復，藉由住院照護獲得所需的護理照顧及支持服務來維持其正常生活早日康復，或是使殘障的個案因復健而恢復正常——此種延續性住院照護服務不像急性照護服務一般地需要密集的醫療科技及專業上的診斷及治療，如護理之家、養護機構等。而社區式照護服務係指在病患家中提供該病患所需的護理照護、治療及支持性服務，這些病患的病情通常較緩和且穩定，如居家照護等，可由醫療機構或看護仲介公司來安排護理相關的照護服務。住宅（housing）服務亦爲社區式照護服務的一種，常被視爲提供弱勢團體在生理、心理及社會方面的支持性服務據點，如安養院、收容所、日間／夜間照護中心及榮民之家。一般住宅供給服務常與醫療業者相結合，以確保其住民的健康，例如醫療業者定期至榮民之家爲院內的退休榮民進行血壓檢查。除此之外，社區藥局、檢驗所及替代醫學服務業者等，亦爲醫療業中的成員。

同製造業一般，醫療業的組織整合亦可區分爲兩種基本模式，一爲水平式整合，另一爲垂直式整合。醫療業的水平整合原理與製造業類似，係爲某一供應階段或價値單元中，醫療業者希望增加對競爭者的控制權，以增加規模經濟、增加資源獲取及競爭力的轉移。廣義來說，競爭者可分爲三種類型，包括傳統式競爭者、「Schumpertrian」式競爭者，以及共生者（cooperators）【6-7】。傳統式競爭者係指兩組織提供相似或相同的產品或服務，例如同評鑑等級醫院間的高同質性醫療服務。「Schumpertrian」式競爭者係指兩組織提供具有相同功能的服務或產品，且彼此可相互取代，如中醫、針灸、推拿、自然療法等，已經慢慢地在非急性醫療照護服務中搶攻占了部分的西醫照護市場。共生者亦爲競爭者的一種模式，係指兩組織的產品或服務具有互補性，因此可共同合作來進行生產或販售。舉例來說，診所及醫院門診釋出處方箋，可由社區藥局進行調劑及建立民眾用藥紀錄，因此社區藥局便爲診所或醫院的共生者。另外，診所需要爲病患安排檢查、檢驗服務時，亦可經由社區檢驗所來提供，此時社區檢驗所便可視爲診所的共生者。從以上概念可知，組織的水平整合對象包括提供相似（similar）或可取代的（substitute）服務或產品業者外，亦可包括可生產相容性的（compatible）或輔助性的（complement）產品／服務業者。

相較於水平式整合，垂直式整合的目的在於增加對病患照護服務提供的廣泛性（comprehensive）及連續性（continuity），即跨供應鏈階段的服務整合，此舉亦可對消費者就醫來源做較有效的控制；換句話說，藉由垂直整合，醫療組織可提供一種以上供應階段的醫療照護服務，包括健康促進、疾病預防、急性照護、康復或長期照護等。然在醫療業中談論垂直整合時，並不似製造業特別強調供應鏈中各階段服務的先後順序，而是強調彌補病患對各供應鏈階段的照護連續性需求，來改善病患對醫療資源使用的適切性，即照護的適切性。舉例來說，爲使急性醫院住院病患出院後進行居家照護，因此醫院業者自建附設居家照護單位、收購其他居家照護業者，或與社區中獨營之居家照護業者進行簽約合作等方式，以協助自己的病患進行後續居家照護。這樣一來，除了使病患獲得最適化的連續照護服務外，亦可節省醫院急性照護資源的可能不當耗用。

第三節　整合性健康照護體系或組織網絡

除了水平式與垂直式組織整合型態外，美國醫療業在1990年代掀起了另一波整合熱潮，即產生了另一種新的整合組織型態，稱爲整合性健康照護體系（Integrated Delivery Systems: IDSs）或是整合性健康照護組織網絡（Integrated Delivery Networks: IDNs）[1]（如圖8所示），它是一種同時融合了傳統上組織垂直與水平整合結構的組織型態。

在國際學理及實務管理領域中，對整合性健康照護體系，或是整合性健康照護組織網絡最普遍的定義爲：「經由所有權屬或正式合約，進行跨醫療機構（facilities）、專案（programs）或服務（services）的垂直式及水平式整合所得的一種組織體。該組織體以提供一群特定人口或目標民眾連續性醫療照護服務爲宗旨，除了確保該特定人口或目標民眾對健康照護服務的需求外，並致力於提升照護品質及控制照護成本」【2，9-14】。定義中所提及的醫療機構、專案或服務，可以

---

[1] 請注意，在本書中所談的整合性健康照護體系，或是整合性健康照護組織網絡，皆係從機構（業者）的層次來談整合性照護的概念。關於體系與組織網絡用詞的差別，係從整合組織的組成分子間的結合關係觀之，請見本章最後章節的說明，或見第四章。

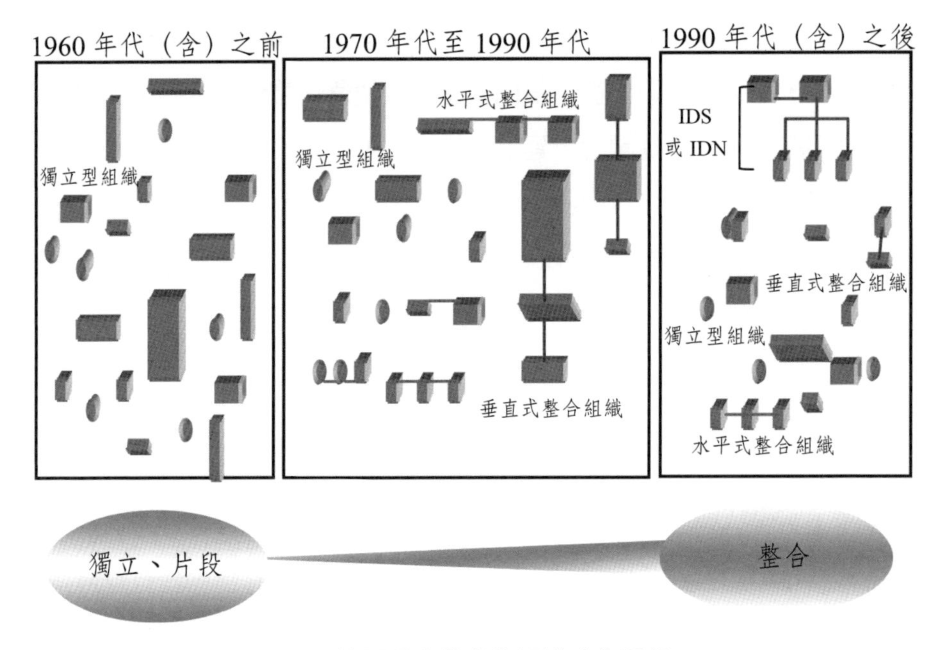

圖8　美國醫療業者的組織演化過程

資料來源：改編自Longest, B.B.Jr (1998). *Health Policymaking in the United States*, 2nd Ed. Chicago: Health Administration Press, p.22【8】

廣泛涵括消費者（病患）所需要的基層、急性及復健／長期照護等服務需求（如圖7所示）；甚至在美國，還可以涵括保險業者（health plan），換句話說，一些整合性健康照護體系或組織網絡可能同時扮演了健康及醫療照護服務「提供者」及「支付者」的雙重角色【9，15】，像美國知名的亨利福特健康體系（Henry Ford Health System）便是該類型的代表。

整合性健康照護體系或組織網絡的形成，說明了醫療業者開始朝向以「市場上所需的健康及醫療照護服務」的「消費者導向」（customer-oriented）哲學理念邁進；這與以「醫療業者爲核心」的「產品導向」（product-oriented）及「銷售導向」（sale-oriented）之經營哲學是不同的（見表2）。產品導向經營哲學強調醫療服務（產品）本身的特性與價值，常見以「我們提供最高品質的醫療服務」、「我們擁有最先進的醫療儀器」、「我們擁有最堅強的醫師陣容」、「我們有最現代化的醫療環境」等口號來吸引民眾，目的在於塑造醫療服務（產品）本身的價值與特色。銷售導向經營哲學最常發生於論量計酬的支付制度下，這是因爲醫療業者必須思考如何增加機構的使用率，包括以增加門診量及占床率來提高收入，而其最終目的在於創造業績，增加服務照護的使用率。

表2　產品導向、銷售導向與消費者導向之不同經營哲學

企業組織	醫療業者的經營哲學
產品導向	醫療服務／產品本身的價值與特色： 「我們提供最高品質的醫療服務」！ 「我們擁有最先進的醫療儀器」！ 「我們擁有最堅強的醫師陣容」！ 「我們有最現代化的醫療環境」！
銷售導向	增加照護的使用率： 「增加門診量」！ 「增加占床率」！
消費者導向	了解市場消費者的需求並滿足需求

但反觀消費者導向的經營哲學，即鼓勵醫療業者從消費者對健康及醫療照護服務的眞正需求來思考，以提供服務的適當性。在消費者導向概念中，目標市場是一個重要的觀念，換句話說，業者在爲哪一群人[2]提供服務？「什麼服務都提供」的整合組織是無法落實整合性照護的最初本意。整合組織的形成係業者藉由了解目標市場的需求後，所設計產出的一種組織產物。因此，醫療業者（例如急性醫院業者）可以依據目標市場，再思

[2] 目標市場的區隔可以地理區域、疾病類別或是人口背景等作一劃分。

考如何突破以往所專注的急性照護服務，漸漸將觸角深入其他健康及醫療照護服務階段中，例如，護理之家、社區服務或居家照護等等（即垂直整合），或是從既有的服務中來增加醫療夥伴的連結，例如與各級西醫醫院或中醫醫院合作（即水平整合），以提升自身組織的生存優勢。對消費者來說，整合性健康照護體系或組織網絡可幫助消費者更完善地規劃各級照護服務，以達到健康及醫療照護服務單一窗口（one-stop shopping）[3]無隙照護（seamless care）的概念，換句話說，不管民眾從整合組織中的任何定點進入，皆可獲得業者為其規劃的系統性照護流程（見圖9）。當然，消費者導向經營哲學並不是醫療業者邁向整合之路的唯一原因，醫療環境驅動力及組織整合可能創造的附加價值優勢，在醫療業者邁向整合之路上亦扮演著重要的角色。

---

[3] 「單一窗口」概念並非指醫療業者在提供消費者（病患）健康及醫療照護服務時，都要在「同一定點」；而是指當消費者（病患）在進入整合組織中的任何一個定點機構接受服務時，其所需的照護服務都能夠獲得一致性、系統性地規劃，包括該病患在整合組織旗下成員間（可為機構、部門／科或服務線）進行轉診、轉介，以獲得無隙、連續性的最適化照護服務。

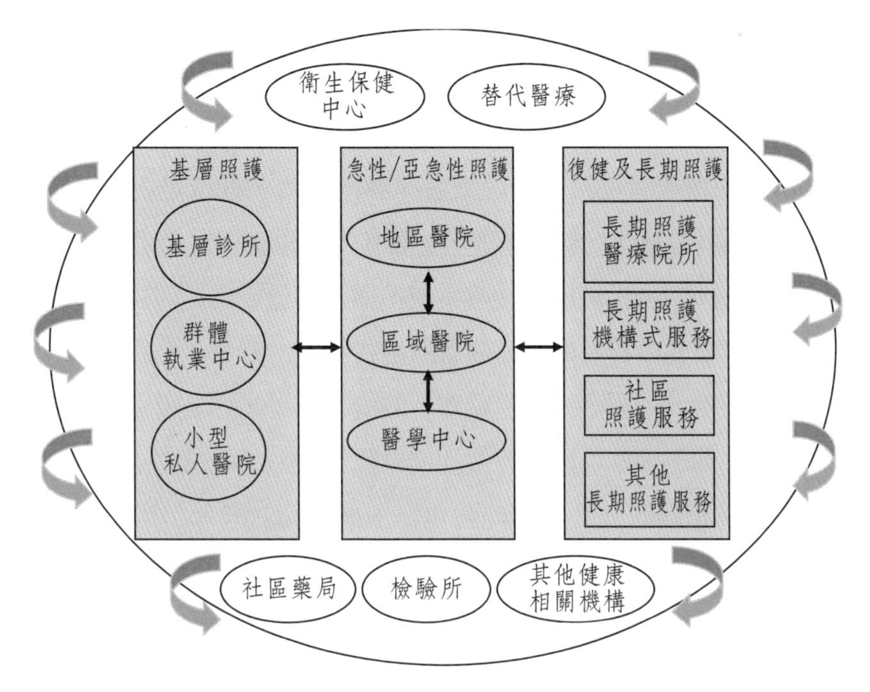

圖9　整合性健康照護體系或組織網絡之「單一窗口」照護模式

說明：

1. 外圍最大圓形代表一整合組織（如IDS或IDN），而大圓內即爲一IDS或IDN可能的成員。
2. 箭頭代表民眾進入一IDS或IDN的可能入口。基本上，因爲臺灣民眾沒有所謂的醫療機構選擇限制，因此民眾可藉由任何入口（即各種不同機構）來進入一IDS或IDN中，而一IDS或IDN的照護提供者可依目標民眾／病患所需來提供服務。對民眾來說，進入一IDS或IDN中的任何成員機構，就等於進入醫療體系或組織網絡。
3. 替代醫療（alternative medicine）包括草藥治療、推拿治療、自然療法、針灸及催眠療法等等。
4. 長期照護醫療院所係指慢性醫院及病床、精神醫療、神經醫療及呼吸治療。
5. 長期照護機構式服務係指護理之家、養護機構、安寧照護等。
6. 社區照護服務係指日間照護、日間托老、居家護理、居家服務、居家支援、送餐服務、電話問安、居家安寧、居家呼吸照護等等。
7. 其他長期照護服務如榮民之家、安養之家、失智資源等等。
8. 其他健康照護相關機構如坐月子中心等等。

第四節　整合性健康照護體系或組織網絡之形成因素探討

根據美國過去的醫療組織整合發展經驗，整合性健康照護體系或組織網絡形成的發起者可以是醫院業者、診所業者，抑或是由保險業（如健康維持組織：HMO）來主導建立；而其中又以由醫院業者主導居多。從1990年代起，整合性健康照護體系或組織網絡已成為美國醫療業的新寵兒，除了前述單元所提及的醫療業者所抱持的「消費者／病患導向」經營理念外，醫療環境的驅動力與組織整合的潛在優勢，亦是吸引美國醫療業者邁向整合的關鍵因素。因為整合性健康照護體系或組織網絡在美國已行之有年，且其相關研究及實務經驗也已被廣泛探討多年，因此在本單元將以美國的時代背景為例，讓讀者了解整合性健康照護體系或組織網絡（IDN）形成之時代背景與驅動力，以提供臺灣醫療實務者參考。

一、外在環境驅動力與時代趨勢

外在環境驅動力與醫療時代趨勢，包括支付制度壓力、社區照護理念落實、人口老化及醫療科技進步等等，對醫療業者的經營模式確實產生很大的影響。在這一單元中，筆者將從醫院業者的角度，來談談美國醫院業者邁向醫療組織整合的經營思維，而這樣的思維，似乎在臺灣醫療制度與業界中浮現，也產生類似的趨勢。

(一) 支付制度壓力

國家的支付制度常左右醫療業者的經營策略，常見的支付方式包括論量計酬（fee for service）、論日計酬（per diem）、論病例計酬（case payment），以及論人計酬（capitation）【16】。**論量計酬**對醫療業者來說，是最不需要承擔醫療財務風險的一種支付方式，甚至是最容易誘發業者驅動消費者對服務的需求（provider-induced demand），常見以提高病患醫療服務使用量來獲得較多的收入（盈餘、利潤），如增加看診次數、住院天數，以及增加醫療耗材、昂貴醫療儀器使用等等。換句話說，在論量計酬的支付方式下，醫療業者通常比較沒有強烈的動機來善用醫療資源，包括非必要的就醫、入院前審核、病患醫療利用評估，或是爲病患進行出院準備計畫等等（見表3）。

論日計酬主要針對住院病患進行成本控制，係以一定額來支付住院病患每日的醫療花費。論日計酬對於醫院業者來說，主要財務利潤管理強調在病患每日住院的療程中，如何控制醫療服務的使用量多寡來獲得較高的盈餘。但是因爲住院天數與醫療收入是成正比的，因此論日計酬的支付方式仍然是無法約束醫院業者來正視病患最適當的照護天數（見表3）。論病例計酬爲一種「上限式支付價格」支付方式，係指保險人與醫療業者事先協議以固定的價格來支付病患特定診斷病例治療。因爲不管醫療業者實際爲該病例支出多少醫療成本費用，其所得到的支付價格皆是固定的，因此這種支付方式將醫療財務風險轉嫁至醫療業者身上。舉例來說，一家醫院接受以$30,000美元作爲進行冠狀動脈繞道（Coronary Artery Bypass Grafting: CABG）手術價格，但如果該病患因本身的問題（如疾病嚴重度及併發症）而產生超出$30,000美元醫療費用時，則醫療業者必須自行吸收超額[4]。論病例計酬的支付方式使得醫院業者會特別注意病患住院時的各種醫療處置使用情形，並較積極地鼓勵住院病患提早出院以增加院方的利潤（見表3）。

論人計酬的支付方式對醫療業者來說，是承擔最大財務風險的一種支付方式，這是因爲醫療業者必須要完全依賴每人每月固定的保費來照護

4　論病例計酬雖將財務風險轉嫁至醫療業者，可是醫療業者爲防止自身永無止境的虧損，會使用「停止損失上限」（stop-loss limit）方法來降低其財務風險，將於第八章財務設計中針對此概念作一解釋。

一群受保人口。在這種情況下，保費設定／精算對醫療業者來說是相當重要的。一般來說，在論人計酬的支付制度下，醫院業者通常對入院審核、住院過程及出院準備計畫進行詳細的規劃，其目的在於降低不必要的醫院資源耗用，以增加醫院利潤（見表3）。當然增加組織利潤的策略還有很多，包括可藉由裁員來降低人力、減少資本門，如儀器設備的花費等等來降低固定成本；或藉由制定及執行臨床照護流程以避免不必要的醫療照護流程浪費；或藉由藥品衛材聯合採購的方法來節省成本支出。

表3 醫院業者在不同的支付方式下可能產生的因應行為

支付方式	財務動機	門診服務審核管控	住院服務審核管控	住院期間醫療服務使用審核管控	出院準備計畫
論量計酬	增加服務使用	無	無	無	無
論日計酬	控制住院服務成本	無	無	有	無
論病例計酬	控制住院服務成本、降低住院天數	無	無	有	有
論人計酬	避免不必要的服務使用、控制入院及住院服務成本、降低住院天數	有	有	有	有

資料來源：部分改編自Mayer, G.G., Barnett, A.E., & Brown, N.P. (1997). Making Capitation Work: Clinical Operations in an Integrated Delivery System. p. 1:4, p. 1:5. An Aspen Publication.【17】

在面對支付者的強勢壓力下，醫療業者開始向企業界學習以水平整合的方式來增加規模經濟、經濟範疇，期望更有效率地控制醫療成本費用及競爭客源，因此，醫院業者出現併購風潮，連鎖醫院（multi-hospital system）組織型態也相繼出現。

管理式照護[5]是美國醫療業者進入垂直整合的重要影響因素之一。管理式照護概念與傳統式論量計酬支付方式所著重的「治療」概念是不同的。管理式照護讓醫療業者產生兩頭壓力——一方面須提供消費者具成本效果（cost-effectiveness）的醫療照護，另一方面須確保受保人口的健康。舉例來說，在管理式照護下，即時的預防常常被視爲可避免受保人口未來的高成本醫療花費，因此健檢、產前課程、戒菸班、減重班、健身課程、壓力減輕班及膽固醇篩選等措施興起。以醫院爲例，一項針對懷孕婦女所舉辦的婦科管理照護計畫，可針對孕婦進行危險評估、適時地提供產婦衛教教材，並對高危險群的孕婦（包括早產、糖尿病、高血壓或其他併發症之孕婦）提供產科居家照護服務，這個計畫成功地降低了孕婦生產時的醫院住院天數[6]；另外，以門診服務代替高花費的住院資源利用方式，亦是醫院業者控制醫療成本的策略之一，此亦是高醫療科技[7]創新或發明所造成的結果。再者，醫院業者可藉由與基層醫師（primary care physician: PCP）合作來落實基層照護服務；或利用長期照護服務（例如居家照護、護理之家等）來降低非急性病患在急性住院資源的使用；甚至部分醫院亦與保險業者結合來增加成本控制動機等等。

---

5 管理式照護（managed care）的定義截至目前爲止並無一個明確的定論。一般來說，其係指由一群事先約定、事先金額支付的照護提供者，來爲一群特定民眾提供所需的健康照護服務，並確保照護服務的品質及成本效益。

6 節錄自陳金淵、林妍如合譯，2002，醫療財務管理，透視12-2，頁444，雙葉書廊。〔原著：Zelman, W.N., McCue, M.J., & Millikan, A.R. (1998). Financial Management of Health Care Organizations. Blackwell〕

7 請見後續「四、醫療科技進步」之說明。

另外，值得一提的是，整合性健康照護體系或組織網絡因爲擁有較多元的健康及醫療照護服務線，因此對於爭取雇主與保險業者的受保人便產生較佳的競爭優勢。換句話說，整合性健康照護體系或組織網絡以包裹式的多元服務組合（service package）模式，來增加醫療業者、雇主及保險業者簽約或議價空間（能力）【18】。

(二) 落實社區照護理念

社區照護（community care）概念很廣泛，1989年英國社會福利白皮書「Caring for People: Community Care in the Next Decade and Beyond」中指出：「社區照護係指提供年齡老化、精神疾病、智力障礙或是生理及感覺失能的人們之服務與支持，使他們能在自己的家庭或社區中獨立生活」。換句話說，除了正式機構照護之外，非正式的照護關係，如家庭、朋友與鄰里等亦爲提供照顧的媒介。就廣泛的定義來說，社區照護機構包括精神治療、老人托老、居家照護等長期照護服務，以及基層照護（primary care），如公共衛生、社區診所、家庭醫師、牙醫、心理治療師，以及民間常接觸的替代醫療，包括脊椎指壓治療（chiropractic）、針灸治療（acupuncture）、自然療法（naturopathy）等等【19-20】。另外，美國大學醫務管理協會（Association of University Program in Health Administration）亦明白指出「社區利益導向」（community benefit orientation）概念，強調醫療業者應「了解健康的影響因素，並突破過去只著重於個人的健康照護狹隘定義，進以增進整體人口健康爲努力方向」爲職志，藉此擴大醫療照護範圍【21】。

另外，美國醫院協會（American Hospital Association）亦於1993年提出主張，強調將照護服務理念深耕到社區，提出所謂的社區照護組織網絡（Community Care Network: CCN）概念，其目的在於鼓勵醫院業者突破以往只著重的急性照護服務，往其他健康及醫療服務供應階段邁進，在有限的醫療資源下，與社區中其他醫療機構合作，以提供該社區民眾所需的連續性照護服務（a seamless continuum of care）【22】。

(三) 人口老化（符合消費者需求）

人口老化以及對養老價值觀的改變，造成市場上的經濟、醫藥及社會活動需求等面向，產生了重大的改變，有時我們稱之爲「銀髮族需求」。在銀色事業中，醫療業與老人健康需求關係密切，包括提供銀髮族各式各樣的保健與健康相關照護服務，如日間托老、安養機構、老人之家等等。在過去很多醫療業者都以一般傳統的急性照護模式來設計服務，無法確實滿足一些高齡、慢性疾病或功能障礙消費者的特殊需求，以致於無法提供他們更適切性的照護服務。因此，一些醫院業者開始從原來的急性照護服務本業，擴展至長期照護服務來增加組織生存能力；或是部分醫院因過剩的人力及急性病床低占床率，而將醫院進行服務轉型，以重新創造組織生存契機。

(四) 醫療科技進步

以門診服務來代替高花費的住院資源利用，是醫院業者控制醫療成本的策略之一，亦是高醫療科技創新或發明下的產物。醫療科技進步使得很多住院手術可轉至門診來進行。根據美國社區醫院的外科門、住診手術統計資料顯示，其社區醫院的住院手術天數，已從1980年的二億七千萬住院天數，降至1988年的二億二千萬住院天數；而門診手術人次由1980年的二億二千萬人次，增加爲1988年的二億九千萬人次【23】，因此，促成了1990年代整合性健康照護體系或組織網絡的興起。

二、組織整合的潛在價值

醫療組織整合的潛在價值主要衍生自理論的基礎，尤其對於整合性健康照護體系或組織網絡來說，因爲同時兼具垂直及水平服務整合的架構，因此同時擁有水平及垂直整合的潛在優勢【24-26】。

(一) 規模經濟

規模經濟係指當特定期間內產品／服務的生產數目增加時，每單位生產成本下降；對於醫療業者來說，係指病患照護服務流程效率的提升。舉例來說，在整合組織（垂直、水平或兼顧兩者）中的病患，在旗下成員間進行轉診或轉介流程時多了穩定性與連續性，因此病患可降低尋找照護單位的時間、業者間降低跨照護單位的溝通／聯絡成本，以及降低溝通不良造成病患轉介／轉診延誤或錯誤成本等等。另外，整合組織運作可促進病患臨床資料的共享，以及精簡行政管理或臨床功能運作之固定服務成本。

(二) 增加服務可近性

整合組織常因具有較多的成員，因此有較廣的地理分布，亦增加了病患對服務的可近性及市場占有率。舉例來說，醫院業者與基層開業醫師進行整合，或醫院同業間進行整合等來擴大服務地理版圖。

(三) 擴大資本門

整合組織的成員可擁有較多可利用或共享的資本資源，包括管理資訊系統、營運空間、大量資金、昂貴儀器設備等等。

(四) 共享危機

整合組織可以使其成員共同分擔臨床及財務危機；而從另一角度來說，也是分散風險。

(五) 確保服務品質／增加同儕諮詢機會

整合的重要目的之一在於確保服務品質及所伴隨的服務水準，進而維護品牌形象，包括相互提升同儕間的知識及技術水準，促進臨床經驗的交流及溝通，以增進同儕彼此的醫療品質水準。舉例來說，四家芝加哥醫院針對冠狀動脈繞道（CABG）手術聯合設計及推動了一套入出院照護模式，該模式除了排除重複性服務及降低照護延遲外，並避免了醫療耗材不當地浪費，而建立這樣的照護模式使得此四家醫院每年的CABG病患之醫療成本花費共節省了約$896,000美元[8]。

(六) 增加對市場的控制及放大市場定位

面對越來越多的競爭壓力，如何獲得與維持客源及在消費市場（即消費者類型）占有一席之地，是業者經營組織的主要挑戰之一。一些組織認為發展一項新的服務（線）可以對抗競爭的壓力，甚至可以藉由會員或加盟等方式來降低競爭力。藉由整合（即服務的開發或擴展），醫療業者可以掌控消費者所需求的健康及醫療服務，並確保病患在整合組織中獲得一致性、連續性的醫療照護服務，即所謂的單一窗口（one-stop shopping）概念。另外，整合可增加對買方市場的協商能力，包括保險給付議價空間或聯合採購等等。

(七) 管理者的動機

一直以來，管理者的動機常被視為組織擴大規模的一項重要影響因素，這種動機起因於管理者常認為組織規模大小即代表自身權力與能力的表徵，也象徵著報酬（薪酬）的多寡。這是因為管理者的報償是與組織規模呈正向關係，而非與組織規模擴大後所能創造的利潤或績效來作為獎勵管理者的依據。

8　節錄自陳金淵、林妍如合譯，2002，醫療財務管理，透視12-2，頁444，雙葉書廊。〔原著：Zelman, W.N., McCue, M.J., & Millikan, A.R. (1998). Financial Management of Health Care Organizations. Blackwell〕

第五節　整合性照護的迷思：如何促進醫療分級及建立轉診制度

整合性照護理念在臺灣已成爲衛生主管機關啓動特定疾病類型，抑或是特定族群人口的照護設計理念，而在臺灣醫療業中也成爲業者嘗試擴大其經營版圖的策略依據。以醫院經營爲例，醫院與基層醫師的合作、醫院自身服務據點的擴展（例如承接企業機構醫務所或門診中心）、醫院發展長期照護服務（包括護理之家、居家照護等等），以及醫院同業間臨床服務的相互支援等等的組織整合策略性活動，說明了醫院業者對服務整合概念的應用；而從政策制度規劃角度來說，整合性照護的概念可回溯於1968年起一連串籌畫、推動的醫療網計畫——強調促進醫療業者間資源共享、建立醫療分級及轉診制度，並降低醫療資源重複性的浪費。

「建立醫療分級及轉診制度」的理念無非是政策制定者希望落實照護的連續性，提供消費者最適當的健康及醫療照護服務，包括基層醫療、急性醫療，以及復健、長期照護等服務的連續性，這與整合性照護的概念不謀而合。然在落實政策法令的同時，在實際運作面上必須要有一些配套措施，包括對傳統臺灣醫療業者既存的醫療組織生態及民眾就醫習慣作一改革——因爲臺灣既有的醫療就醫市場特色，與國外歐美制度是有所不同的。關於臺灣在落實整合性照護理念時，最常令人混淆的議題即是——臺灣所謂的「醫療分級」，指的是醫療「服務」分級，抑或是醫療「機構」分級？簡單地說，臺灣醫療照護服務的分級（即基層醫療、急性醫療、復健、長期照護等）並不等於臺灣醫療機構（即診所、醫院、長照單位等）的分級！舉例來說，讀者可以嘗試以一家醫院（地區、區域或醫學中心皆可）爲例，檢視其所提供的照護服務時，便可發現醫院的基本服務範圍同時含括了基層照護、急性專科照護之門、住診服務，而多數服務常常是與基層開業醫診所服務存在著高同質性[9]。對於臺灣醫療業者在進行整合時，尤其是基層醫師與社區醫院間因服務的高同質性而產生的財務競爭風險，都使得跨機構整合上產生合作信任危機。在民眾就醫方面，美國病患就醫機制啓始於基層醫師（primary care physicians），基層醫師在了解病患的病情狀況後，進行適當的醫療處置，而將無法治療處置的病患轉介至專科醫師或醫院來進行更專科化的照護服務；但對於臺灣民眾來說，民眾擁有就醫機構選擇的自由，例如民眾可以選擇大醫院（例如醫學中心）醫治流行性感冒；也可以到基層開業醫師、地區醫院、或區域醫院就診來醫治流行性感冒。換句話說，臺灣沒有如歐美醫療體制下由基層醫師把關（即守門員：gatekeeper）的照護機制，也會使得醫療業者間既競爭又合作的兩樣情結。

另外，支付制度亦會影響臺灣醫療業者的執業行爲。舉例來說，美國所盛行的管理式照護支付方式對醫療業者所產生的財務誘因，與國內長期慣用的論量計酬支付方式是截然不同的。在美國的管理式照護下，醫療業者必須要「節量獲利」。舉例來說，爲了降低醫院資源的使用，醫院業者期望民眾注重保健，善用基層照護以防止急性病症的產生，並降低醫院住院服務的使用。另外，爲了節約醫療資源，醫院業者希望住院病患在不需要密集的急性照護時，建議病患往長期照護單位進行調養。因此，在美國的管理式照護中，將造成醫院業者「養病患勢微」之危機，也使得適時、適當的連續性照護得以執行。但反觀在論量計酬的支付方式下，醫療業者常常「衝量獲利」，包括利用假日深入社區來提供民眾服務，如骨質疏鬆度檢查等等，而當這些民眾在檢測中發現骨質疏鬆危訊時，通常業者會建議其到該院的假日或一般門診做更進一步診治。對民眾來說，這也許是一

9　常發生於眾多的均勢競爭者的狀況，即醫療機構提供相同服務或產品。

種便民、健民的舉動；但是從另一角度思維，這也許是醫院業者爲創造醫療使用（supply-induced demand）的一種「擁病患自重」之變相手段。

因此，在臺灣醫療業現有的民情、醫療組織結構限制與支付制度下，在落實照護連續性的理念時，並不適合以「機構間的轉診率」作爲評估依據。理由有二：第一、整合性照護的基本精神，強調「照護服務」的連續性，而非「機構（業者）」連續性。換句話說，整合性照護在於提供病患服務時的「互通有無」，而非只是將病患一味地在「業者間」轉移，換句話說，服務整合或提供連續性照護的概念，可以由一個機構全方位地來提供消費者的需求，亦可由多機構共同來達成（註），因此若一味地使用機構間的轉診率來評估醫療分級及轉診制度建立的成敗與否，是非常不適當的。舉例來說，如果一家醫院已同時擁有各級服務（包括基層健康及醫療照護單位、急性照護單位及長期照護單位）及各類型病房（如ICU病房、特定病房及一般病房等等）時，則病患便可在這家醫院中依其病情變化而做不同單位間的轉換（如從ICU病房轉至特定照護病房，繼而一般病房或居家照護等），而不需要做「業者」間的轉換來促成整合性照護或連續性的達成。但當一家醫院並沒有同時擁有各級照護服務單位／病房時，爲求給消費者最佳的照護（即整合性或連續性照護），則須要與業者間做程度上的合作轉介（即轉診的概念）。因此，若國家確實希望藉由轉診制度作爲「降低醫療資源浪費，降低國家醫療成本」的手段之一時，光是強調各級醫院間（即醫學中心、區域醫院、地區醫院、基層診所）病患的「流通」是無法收其預期的效益。相反地，政府應鼓勵業者主動在彼此間進行臨床服務的整合，尤其是子單位或業者夥伴間的臨床服務特色規劃，以及鼓勵經營績效不佳之業者轉型（例如低使用率的急性病床轉型爲慢性病床），或與營運較佳的業者共同經營等等。另外，政府亦應同時評估醫療市場供需狀況，並對醫療業者在服務資產設置供應面上提出適度的進入障礙。除此之外，國家在進行評鑑時應鼓勵以醫療整合組織中所有成員爲一評鑑單位，如此才能眞正杜絕醫療資源浪費，並促進業者間信任與整合的功效。

第二、如何建立轉診必要指標（即轉診機制），是當前必須先解決的問題。在衛生署公告醫療院所轉診作業須知中指出，依據醫療法第五十條規定，「醫院、診所因限於設備及專長，無法確定病人之病因或提供完整治療時，應建議病人轉診。」但是何謂「設備與專長的限制」，誰有資格做最客觀的審查，則是一項重大考驗。適當的病患轉介在立意上是好的，但若將轉診制度極端化，是否會造成業者只爲自身利益做考量，而造成不當的服務轉介，例如提早出院至護理之家，造成病患在未完全痊癒下，產生再次入院或危急狀況的高發生機率？這些問題都是值得我們在落實整合性照護理念時必須要確實把關的議題。

第六節　整合組織的正確解讀

組織整合的概念瀰漫著醫療業，是當代政策制定者期望用來善用當代醫療資源利用的機制，更是業者常常掛在嘴邊的用語。對於整合性健康照護體系或組織網絡來說，「整合」係指當一位案主有所需求時，因爲其健康問題有時無法由某一服務單位或一個方案即能周延而予以滿足，必須將所有與此問題（需要）有關的各單位、部門、方案及服務制度作有效的協調。如此可以避免各種服務「各立門戶」、「各自爲政」，並使所提供的服務與案主的需求間不至於造成遺漏、重複或不適當的情形發生，以使業者在提供服務時能以病患爲核心考量，發揮健康及醫療服務的最大效能。而本書所論述的水平式整合組織、垂直式整合組織，或是整合性健康照護體系或組織網絡，皆係指健康相關及醫療機構間，以服務案主爲基礎來提供服務。因此，組織整合的概念，在於對病患「健康及醫療照護服務（即醫療業的核心產品／服務）」需求的控制，換言之，也就是當消費者有任何健康及醫療照護服務需求時，業者可由本身獨資或是聯合其他業者，提供消費者所需的服務，包括保健、基層、急性或長期照護等服務，也就是當消費者需求任一階段的服務時，業者可以適時地給予最適當的照顧。

如前面所提及，在提供民眾整合性照護服務時，可由單一權屬別的事業體來完成[10]，舉例來說，美國亨利福特健康體系（Henry Ford Health System）在單一權屬下，擁有醫院、基層醫療、長期照護機構、醫療器材行、甚至有自己的保險公司，來提供美國底特律市區居民所需的各項健康及醫療照護服務。以臺灣的醫療業背景而言，如中國醫藥大學暨醫療體系所規劃的醫療領域，包括急性照護醫院、兒童醫院、復健醫院、長期照護機構、安寧照護、社區醫療、山地醫療等等，也是屬於此例。另外，整合性照護服務的提供亦可藉由不同權屬別的事業體共同來完成，即以契約關係（contracts）來達成彼此間的合作關係。從學理上來說，契約式的整合又稱為虛擬整合（virtual integration），所形成的組織體又稱為組織網絡(networks)，如臺灣已推行多年的「家庭醫師整合照護計畫」之社區醫療群，便屬於此種。

契約式（虛擬）的整合模式常常會與醫療業中大家耳熟能詳的「策略聯盟」相混淆，然「整合」專指醫療業者在核心服務（「健康及醫療照護的臨床醫療」）的結合；與策略聯盟非專指核心服務整合的概念是有所不同的。舉例來說，一些醫療機構間的策略聯盟係於藥品及醫療器材聯合採購、集中人員訓練、儀器共用等行政支援上的合作，並無臨床服務上的交流與提升，這種類型的策略聯盟便不算是醫療組織整合的案例。相反地，

10 醫療業者提供服務整合時可能的各類組織結構模式將於第四章做深入探討。

有些醫院間的策略聯盟則是屬於整合組織的概念，如某醫學中心與某地區醫院因共同經營心臟科服務而結盟，則此種策略聯盟即爲契約式整合組織的一種。因此，在評估醫療業者是否爲所謂的整合組織（水平、垂直或兩者兼有）時，必須從人類健康及醫療照護服務需求的供應鏈來著眼。

除此之外，策略聯盟與組織整合不同之處，在於整合組織談的是「整體經營」，整體經營通常涉及組織結構面及功能面的重整，又稱爲**整合機制**[11]（integration mechanisms），此也是整合組織的精髓所在，亦是業者達到眞正整合時的必經之路。藉由整合機制，整合組織才得以確保各階段健康及醫療照護服務的連續性，這也是整合組織常被視爲比一般組織間互動關係更爲緊密的原因。對於整合組織來說，即使只是合作夥伴（例如虛擬整合），彼此夥伴間仍是需要視彼此爲一生命共同體，擁有共同的目標、共同分享利益與承擔風險；這與只著重於自身組織利益而努力的一般性組織間合作是有所不同的。

總結

整合性照護是一種概念，與醫療業中強調從消費者（人）對健康及醫療照護服務的需求導向思維不謀而合，強調在對的地方、對的時間來提供病患最適切性的服務（即該在急性、慢性、長照或基層服務等等）。同時，也必須注意勿陷入既有醫療機構組織藩籬的迷思，即「機構（業者）的連續性」謬誤。

另外，組織整合概念所誘發的服務整合機制，必須去除個別組織既有的藩籬，以整合組織整體的總使命及目標作爲依歸，以生命共同體之姿前進。因爲只有如此才有辦法達到在學理上組織整合可

---

11 整合組織功能運作上所需的整合機制，將於本書第二部曲中做詳盡地介紹。

能帶來的潛在優勢。

在本章中，筆者從組織的型態著眼，剖析整合性照護轉化爲整合組織模式，並提及整合組織形成的外在環境與內部驅動力。醫療整合組織是本書的討論重點，亦是美國自1980年代以來，在醫療組織結構轉型的重心，包括單用水平或垂直整合結構，抑或是兼顧水平與垂直整合結構的組織型態，而這樣的組織型態也漸爲臺灣醫療業者、衛生政策制定者所採用。雖然整合組織的潛在價值是誘人的，但是在臺灣政策制定者與醫療業者在「採用或推進」任何理念之前，應先「解凍」臺灣既有的歷史包袱，以使得未來整合之路，可以走得更久、更好。

註

當醫療業者決定與其他業者進行整合來落實整合性照護的理念時，必須同時注意這樣的整合行動是否對民眾深具意義。我們以下述一家美國醫院業者的整合例子來深思：

> 一家美國麻州綜合醫院近來在院內增設婦產科部門，但卻遭波士頓評論家譏爲一種浪費，因爲該院在此之前已和附近的一家波士頓婦幼醫院進行聯盟，且這家聯盟的婦幼醫院是新英格蘭區最大的婦產科中心。
>
> 麻州綜合醫院當局提出反駁，指出新成立的婦產部門是因應民眾的需求而設，爲的是要滿足麻州綜合醫院現有的忠誠病患福利——因爲一些麻州綜合醫院病患已視麻州綜合醫院爲「自己的醫院」，這些病患希望當有任何醫療服務需求時，可以從「自己的醫院」來獲得。
>
> ——節錄自Pallarito, K. (1994). Acquisitions Up Scales. Modern Healthcare, 24(33), p.38–42.

同時這個例子值得我們有另一層次的省思，就是當醫療業者以整合組織型態（體系式或組織網絡式）出現時，如何將旗下的所有成員間，以同一品牌，即具有相同的醫療水準（包括知識、技術及品質）之生命共同體形象來呈現，是業者必須努力的目標。否則，業者的整合努力對民眾來說只是流於假象，民眾永遠也無法了解業者及政策制定者的規劃苦心。

參考文獻

【1】熊谷直樹，2001，SCM 多贏策略：概念工具與趨勢圖解，羿慧。

【2】Conrad, D.A., & Dowling, W.A. (1990). Vertical Integration in Health Services: Theory and Management Implications. Health Care Management Review, 15(4), 15-22.

【3】陳拱北預防醫學基金會，2007, 2008，公共衛生學，巨流圖書公司。

【4】建立醫療網第三期計劃，1996，行政院衛生署：台北。

【5】Evashwick, C.J. (1993). The Continuum of Long-Term Care. In S.J., Williams, & P.R., Torrens, (Eds.). Introduction to Health Services. 4th edition. Delmar Publishers Inc.

【6】Conrad, D.A., Mick, S.S., Madden, C.W., & Hoare, G. (1988). Vertical Structures and Control in Health Care Markets: A Conceptual Framework and Empirical Review. Medical Care Review, 45(1), 49-101.

【7】Robinson, J.C. (2001). Organizational Economics and Health Care Markets. Health Services Research, 36(1 Pt 2), 177-189.

【8】Longest, B.B.Jr (1998). *Health Policymaking in the United States*, 2nd Ed. Chicago: Health Administration Press, p.22.

【9】Devers, K.J., Shortell, S.M., Gillies, R.R., Anderson, D.A., Mitchell, J.B., & Morgan Erickson, K.L. (1994). Implementing Organized Delivery Systems: An Integration Scorecard. Health Care Manage Review, 19(3), 7-20.

【10】Lin, B.Y.J., & Wan, T.T.H. (2001). The Effect of Organizational and Environmental Factors on Integrated Healthcare Networks' Service Differentiation Strategy. Health Services Management Research, 14, 18-

26.

【11】Lin, B.Y.J., & Wan, T.T.H. (1999). Integrated Healthcare Networks' Performance: A Contingency-Strategy Management Perspective. Journal of Medical Systems, 23(6), 477-495.

【12】Wan, T.T.H., Lin, B.Y.J., Ma, A., & Allison, R. (2002). Integration Mechanisms and Efficiency in Integrated Healthcare Delivery Systems. Journal of Medical Systems, 26(2), 127-143.

【13】Wan, T.T.H., Ma, M.S., & Lin, B.Y.J. (June 2001). Integration and the Performance of Healthcare Networks: Do Integration Strategies Enhance Efficiency, Profitability, and Image? International Journal of Integrated Care, 1(3).

【14】Wan, T.T.H., & Wang, B.B.L. (2003). Integrated Healthcare Networks ' Performance: A Growth Curve Modeling Approach. Health Care Management Science, 6(2), 117-124.

【15】Stahl, D.A. (1995). Integrated Delivery System: An Opportunity or a Dilemma. Nursing Management, 26(7), 20-23.

【16】陳金淵、林妍如合譯（2002），醫療財務管理，第十二章，雙葉書廊。〔原著：Zelman, W.N., McCue, M.J., & Millikan, A.R. (1998). Financial Management of Health Care Organizations. Blackwell〕

【17】Mayer, G.G., Barnett, A.E., & Brown, N.P. (1997). Making Capitation Work: Clinical Operations in an Integrated Delivery System. p. 1:4, p. 1:5. An Aspen Publication.

【18】Dever, K.J., Brewster, L.R., & Casalino, L.P. (2003). Changes in Hospital Competitive Strategy: A New Medical Arms Race? Health Services Research, 38(1), 447-469.

【19】Aikman, P., Andress, I., Goodfellow, C., Labelle, N., & Porter-O'Grady, T. (1998). System Integration: A Necessity. Journal of Nursing Administration, 28(2), 28-34.

【20】Glouberman, S., & Mintzberg, H. (2001). Managing the Care of Health and the Cure of Disease--Part I: Differentiation. Health Care Management Review, 26(1), 56-69.

【21】Richardson, M., & Schneller, E.S. (1998). Out of the Box: Health Management Education in the 21st Century. Health Administrative Education, 16(1), 87-97.

【22】Proenca, E.J., Rosko, M.D., & Zinn, J.S. (2000). Community Orientation in Hospitals: An Institutional and Resource Dependence Perspective. Health Service Research, 35(5 Pt 1), 1011-1035.

【23】Berkowitz, E.N. (2010). Essentials of Health Care Marketing. 3rd Revised edition. Jones and Bartlett Publishers, Inc.

【24】Coddington, D. C., Moore, K. D., & Fischer, E. A. (1994). Costs and Benefits of Integrated Healthcare Systems. Healthcare Financial Management, 48(3), 20-24, 26, 28-29.

【25】Johnson, D. E. L. (1993). Integrated Systems Face Major Hurdles, Regulations. Health Care Strategic Management, 11(10), 2-3.

【26】Longest, B. B. Jr (1998). Managerial Competence at Senior Levels of Integrated Delivery Systems. Journal of Healthcare Management, 43(2), 115-135.

第二部曲

醫療組織整合：設計與管理

章節大綱

從整合性照護的概念著眼，整合組織的經營模式對消費者來說應該是一大福音；但是對醫療業者在實際經營運作上卻有十足的難度。在科技部專題研究計畫的研究調查結果顯示[1]，受訪醫院業者對於整合的預期價值很高，然整合價值的眞正發揮，並不是所謂「數大便是美」。換句話說，並不是規模越大、地理幅員越廣，抑或是夥伴越多便算是成功；相反地，整合組織的成功在於如何將自身組織內部功能，進行最妥善的評估與規劃，也就是執行「整合機制」。整合機制係指一整合組織協調內部的所有成員以共同運作（work together）。若欠缺整合機制的建立，則組織整合常常只流於形式的版圖擴張、合作簽約，或只是沽名釣譽的口號而已，並無法實質地發揮預期整合的效益。

整合機制的運作，說來容易，但執行不易，主要的障礙來自於以下各因素：

一、複雜的組織結構

複雜的組織結構常常被視爲是進行組織整合的一大障礙，例如在醫事法中，醫療機構可區分爲公立、私人及財團法人等類型；在服務種類上，可分爲衛生所、診所、醫院、護理之家、安寧之家、養護中心等等；根據醫院評鑑等級，可將醫院區分爲醫學中心、區域、地區等層級；以及依教學分類，可將醫院區分爲教學及非教學醫院。在這些既多且複雜的分類方式中，暗藏著組織專有特質，包括規劃、組織、領導及控制模式，在本質

---

1 從策略經營角度研究整合性醫療系統在臺灣的發展及挑戰（計畫編號：NSC 89-2416-H-309-013-）；臺灣版之整合性健康照護系統之研究：從臺灣醫院組織型態分析之（計畫編號：92-2416-H-039-001-SSS）；臺灣版整合性健康照護系統之研究：整合關係之效益評估（計畫編號：93-2416-H-039-001-SSS）。

上便可能增加了組織間的整合運作複雜性。

二、組織的目標差異

組織是爲達成特定任務而存在，目標的多元性是整合組織的特性，尤其是當整合組織是由一群以契約關係的夥伴們所組成時。因爲每個夥伴所訂定的機構目標可能不盡相同，且彼此間協商底限亦不盡相同。

三、溝通的困難

組織整合成敗關鍵點之一在於彼此成員的溝通，溝通障礙的產生常常影響日後整合組織成員（子機構、科／部門、服務線）的合作默契與信任。對於契約式的整合組織來說，整合成員常常以自身利益作爲前提，而忽略「互惠互利」的雙贏角色。舉例來說，基層診所與醫院間的互動（轉診）最困難地方，在於當基層診所因限於設備而無法確定病人病因或提供完整治療時，會建議病人轉診或轉檢至醫院業者，然此也可能造成病患流失之風險。臺灣的醫療產業多屬於不對等的單向垂直依賴關係，雖無確切的上下從屬關係，但在資源交換上，多爲單向的支援或是受援關係，而上下互援及同級互援的關係並不明顯[2]。研究亦指出地區醫院對院際合作難以實行之因，包括害怕轉診病患的流失、未給予轉出醫院合理的待遇、合作者誠意、大醫院及其醫師無法主動尋求合作及配合意願較低、沒有制度化的管道尋求合作，以及缺乏雙向互利等等[3]。以健保署多年來所推行的家庭醫師整合照護計畫，筆者研究團隊深度訪談退出社區醫療群的診所醫

2　張苙雲，1995，組織的轉型與結盟：兼論產業競爭氣候的形塑與激化，國家科學委員會研究彙刊：人文及社會科學，5（1），頁94-112。

3　陳馨文，1991，醫院院際合作之相關性研究，國立陽明大學醫務管理研究所碩士論文。

師業者發現，合作過程理念不合、無法建立共識做良好溝通、部分醫療臨床服務未整合，導致服務重複性、資訊系統無法整合、缺乏信任與溝通等等，亦是合作關係破裂的因素[4]。

即使是具有單一所有權屬的整合組織來說，單位間的本位主義仍然是不可避免的。舉美國實例來說，急性醫院在DRG支付方式及論人計酬的支付制度衝擊下，爲降低急性醫院住院單位的醫療照護成本及提高盈餘，因此常以自建附設護理之家作爲因應，也造就了垂直整合式醫療組織模式，此舉可以讓住院病患在病徵許可的狀態下，盡早轉入護理之家進行後續療養。但是當美國衛生當局改以論人計酬方式來支付長期照護單位病患的醫療費用時，較早轉入護理之家的病患雖已不須密集的急性照護人力，但在所需的基本藥費及維持生命儀器的費用偏高下，進而降低了護理之家的利潤。因此，很多美國醫院業者即使有附設的護理之家，但在重症病患轉介之路反而碰了很多釘子。這也迫使美國醫院業者最後決定放棄自建護理之家的整合模式，而改以契約方式或口頭方式，與社區中的護理之家建立合作關係，來作爲其住院病患癒後後送的照護途徑。

四、法令制度的矛盾（不相容性）

傳統的組織理論中，認爲繁雜的法令規章與限制會造成組織層級間的隔閡與不信任[5]。以臺灣醫療業來說，公、私立、軍方等醫療機構間所存在的會計制度與人事編制差異，常是阻礙組織間進行整合的主要因素。

整合組織可以創造的價值很多，而其創造價值的機會主要是衍生自理

---

[4] Liau, C.Y., Lin, C.C., Lin, Y.K., *Lin, B.Y.J. (2010). Partnership disengagement for Primary Community-based Care Networks: a qualitative study for a national demonstration project. BMC HSR, 10:87.

[5] Merton, K.R. (1971). *Social Theory and Social Structure*. 台北，虹橋書局。

論的基礎，包括了對垂直整合及水平整合所創造的優勢，並期待能夠像製造業從價值鏈管理（或供應鏈管理）來獲得利益；但是整合組織的優勢發揮，則有賴於整合機制（integration mechanism）的落實。整合機制係指整合組織旗下成員在其功能運作方面的協調機制，目的在於幫助整合組織旗下成員彼此互爲生命共同體。整合機制包括組織的巨觀及微觀方面的協調——巨觀面強調建立一套完整的組織功能架構，使整合組織旗下成員可以在健全系統下克盡其職，包括統轄、結構、臨床、資訊、財務及行銷等等的組織設計；而微觀面處理巨觀組織設計下的組織行爲議題，包括整合組織之員工晉用、訓練／發展、激勵、維持，以及情感認同議題，包括文化隔閡、領導等。

「整合」，是一個緩慢、漸進的過程，它所涉及的不只是專業服務在法律方面（如所有權、契約等等）的個體結合；更重要的是基於從系統觀點來全面性地思考整個運作架構，並藉由人爲的努力來達成。在1990年代早期，美國國家健康照護改革方案指出，一個好的照護系統（a well-organized system of care）必須藉由整合機制來達到它的財務及照護品質的成功[6]，而整合機制強調組織功能的協調合作（coordination），最重要的是希望從組織中的功能層面著眼，以眞正發揮整合組織的潛在優勢。以中央健康保險署啓動的臺灣家庭醫師整合照護計畫的社區醫療群研究亦發現，從醫療群內夥伴之統轄結構、臨床、資訊、財務及行銷等方面進行整合程度較高者，其醫療群內夥伴的績效表現及未來合作意願皆較高[7]。

---

6 American Hospital Association. AHA (1991, November 22). Economic Discipline and Payment Reform: Refining the AHA’s National Health Reform Strategy. Chicago: Author.; Cassidy, J. (1991). CHA Seeks Input on Systematic Reform Proposal. Health Progress, 72(10), 12-16, 24

7 Lin, B.Y.J., Lin, Y.K., Lin, C.C. (2010). Partnership effectiveness in primary com-

因此，在本書第二部曲裡，筆者介紹建構整合組織的基本要素，包括策略性規劃（第三章）、結構設計（第四章）、統轄設計（第五章）、臨床設計（第六章）、資訊設計（第七章）、財務設計（第八章）及行銷設計（第九章）等議題。另外，第十章談整合組織的人力規劃、訓練、領導／激勵與文化的創造。這些整合機制將幫助讀者在規劃自身組織邁向整合之際時，不再只是空有其名；更希望藉由這些整合機制的探討，能作爲所有醫療業者在邁向整合之路時的經營指南。

munity care networks (PCCNs): A national empirical analysis of partners' coordination infrastructure designs. Health Care Management Review, 35(3), 224-234.

第三章　策略性規劃

章節大綱

在1996年，Shapiro女士的暢銷書《管理浪潮下的迷思》【1】引起實務界相當大的迴響，尤其對管理顧問們造成很大的衝擊。在該書中，Shapiro認爲現今的企業者長期追求各種新的管理工具，例如，全面品質管理、組織再造、創造企業革命、持續改進、重塑模範、學習型組織、顧客關係管理、描繪願景等等，而這樣的舉動就如同追逐著一波波的「流行浪潮」（fad surfing）般。Shapiro發現管理者不斷地「騎乘在最新管理萬靈丹的浪頭上，又即時衝向下一波流行」，Shapiro指出此現象爲——（企業）「經理們（對此）樂此不疲，顧問們靠此發財，組織卻經常爲此遭殃！」。

這的確是一段發人醒思的話，也許當業者檢視自己或同業的經營策略時亦會有著同樣的感覺。當業者引進外在管理思潮或工具的同時，曾幾何時眞正地靜下心來解析自身組織，自問：「我們到底缺少什麼？」、「我們到底還需要什麼？」、「這些外在的管理手法應該如何與我們自身組織現有制度結合呢？」，以及「在這些管理手法執行之後，是否眞的對我們有益？」。Shapiro指出，管理的重點不在於確認哪些管理方法（策略）是萬靈丹，而是在於當業者面對這些包羅萬象的管理手法或技巧時，如何在自身組織的架構中找出符合自己組織的需求，再加入新創或流行的管理概念，適度修正、改良與學習，這才是面對管理流行浪潮時應有的態度。

「整合」對醫療業者來說，已被視爲是一種可以爲組織帶來優勢的經營手段，而整合性照護理念也已成爲衛生主管機關試辦各式照護模式的依據。整合一詞儼然成爲臺灣的醫療業者或政策制定者眼中的流行趨勢，如同時尚界的流行浪潮一般。對於追逐於流行時尚的年輕人，我們總有語重心長的批判與期望——「不要盲目地追求流行，流行還必須適合自己，才能做最完美的詮釋」！當然這樣的批判與期望同樣地適用於組織經營管理中。其實，「整合」只是組織經營的一種策略，它並不是經營的萬靈丹，亦不只是一種口號！建構整合組織的過程是複雜的、是繁瑣的、是辛苦的。舉例來說，美國維吉尼亞州立大學醫學院附設醫院（VCU-MCV Hospital）與美國維吉尼亞醫學院開業醫師群體（MCV Physician Group），於2000年7月正式揭牌成立美國維吉尼亞州立大學健康照護體系（VCU Health System），此整合之舉，共計花費近8年的時間來規劃、執行至揭牌成立。臺北市政府規劃近兩年的臺北市立聯合醫院於2005年1月1日正式揭牌成立，至2014年12月31日即屆滿10周年。在此10年間，整合之路仍是持續著，如2011年1月將其和平院區及婦幼院區整合為「和平婦幼院區」，以單一指揮架構，增加其營運經濟規模、空間與醫療設備共享，以及提升醫療品質與效率[1]。

整合的路是漫長的，在本章中將帶領讀者了解規劃整合組織前所必須思索的歷程。

第一節　整合，眞的必要嗎？

爲了避免風險，管理者在經營時常常允諾自己做一名「跟隨者」，常假設在先驅者的成功案例之下，相信自身亦能成功。雖然企業界流行著標竿學習，但除了跟上同業的腳步之外，業者常常忽略了什麼才是自己本身組織所要的。如果業者只是學習他人的一些表象，將使組織流於「牛群雁形」之弊，而忽略了眞正適合自己企業組織的「策略」。國際級策略管理大師麥可波特（Michael Porter）於2001年7月來臺演講中曾提及：

> 「策略」是一種選擇，即一種取捨（Trade off）的概念，包括

[1] 臺北市立聯合醫院新聞稿，2011年1月21日，黃遵誠副院長。

> 選擇與放棄，也就是說，是一種設定限制（何者可為、何者不可為）、選擇要跑的比賽，並且根據自己在所屬產業的位置，量身訂做出一整套活動。企業生存不是一種盲目的追逐賽，而是要弄清楚自己企業所在的產業，以及在這個產業中的位置。

麥可波特更指出，競爭策略就是創造別人無可取代的地位，簡單地來說，當您的目標顧客想要購買某種產品／服務以滿足其某種需要或獲得某種產品利益時，他（她）便能立刻想要您的品牌與產品／服務。因此，不管業者目前是扮演組織整合的主導者，或是被邀請做組織整合的搭檔，爲了創造自身組織的競爭優勢，在思索進入整合之路時必須要指出下列幾項基本問題，包括【2】：

一、為什麼要邁向整合之路？

整合是機構的一種策略選擇，抑或是社會、國家法規強制的趨勢，抑或是民眾的期望？是否組織整合可以符合機構的使命與願景，包括財務及非財務目標？

二、整合組織在醫療專業上的目標（包括財務目標及非財務目標）為何？

在哪些狀況下會將病患從我們的機構轉出？而在哪些狀況下會從其他機構轉介進來病患？不管轉入或轉出，發生的頻率多寡？另外，所期待建構的整合組織市場範圍（即社區、區域或國家層次）及整合程度（註1）爲何？

三、希望藉由整合策略來達到哪些預期目的？

必須預估未來的環境（如支付制度、政策、社會文化、經濟、國際情勢等）可能趨勢，模擬並了解組織整合是否具有短期利益或是長期價值？是否在短期內可能需要投注較多資金？是否短期內將呈現財務赤字？且未來是否有利可得？

四、整合能為機構帶來哪些潛在的優勢？

必須評估整合是否能夠爲機構帶來優勢，例如較低的成本、較多的收入等。讀者可參酌第二章描述整合組織於學理方面的潛在優勢。

五、希望以何種方式（例如獨資發展或契約結盟）來建立整合關係？評估準則？

必須評估應該要以何種結構方式，例如以獨資自建、購併、合資或契約聯盟等來建構整合組織。整合組織的結構設計概念將於第四章做較詳盡的介紹。

六、是否了解建構整合組織可能面臨的困難？如何解套？

醫療業者必須要了解建構整合組織時可能會面臨的難題，包括整合組織在實際運作過程中所必須進行的功能性調整，以及人力資源管理，並同時思維當危機發生時，應該如何解決。

七、是否能夠清楚地規劃所需的整合機制以發揮組織整合的價值？

對於醫療業者來說，整合的概念除了包括實質的法律實體關係（即結構設計）外，更重於整合組織內部實際運作時的協調與溝通，此即所謂的整合機制。整合機制包括統轄、臨床、資訊、財務、行銷及人力管理等巨觀與微觀面的設計，且被認爲是醫療業者進行整合時，在實際運作過程中最可能面臨的挑戰，而整合機制的落實與否也常被視爲是整合組織成功經營的關鍵因素。整合機制將於第五章至第十章作詳細之介紹。

八、進行整合的最佳行動時機為何？

對醫療業者來說，整合是一種經營策略，而它有賴於業者對於外在環境的掃描、監測與預測能力，熟悉環境變化與趨勢，並了解環境因素對組織存在的意義性。另外，業者也必須思考如何將組織內部的資源及能力，作爲建構整合組織時的優勢。在本章下一個單元中將指出規劃整合組織時所必須要進行的步驟，包括界定組織的使命與目標，分析組織內、外在環境，以及組織進行整合時之內部變革方向等。

九、現在的整合策略對組織在未來短期、中期及長期來說，有何影響或願景？

必須要了解環境的變化與趨勢，以評估整合策略對目前的組織之短期、中期及長期所可能造成的影響。

第二節　整合組織的策略性規劃

建構整合組織的過程是漫長且繁瑣的，包括很多程序，業者也須不斷地自我進行問與答的對話，才能釐清問題並發現問題解決之道。建構整合組織的策略規劃過程中，通常包括：(1)界定標的組織之使命與目標；(2)分析標的組織之內、外在環境，即產業環境及組織內部資源／能力；(3)標的組織進行整合時所須的內部變革方向。

一、界定標的組織之使命與目標

「使命與目標」的界定，是策略性規劃的前置作業，必須要同時考慮組織的存在性與實際性。一般而言，醫療業者的使命通常圍繞著「符合病患的需求」及「提高照護品質」著眼；但在現今市場競爭環境下，「改善財務狀況」及「提升市場定位」似乎亦爲醫療業者尋求生存的重要課題。

對於醫療業的員工而言，如何在「符合病患需求及提高照護品質」與「改善財務狀況及提升市場定位」間取得平衡點，是個挑戰；而最大的問題根源在於很多組織中的高階管理者可能自己都無法給予明確的指示。我們常常會發現員工無法將使命說明書中所描述的「符合病患需求」、「提高照護品質」、「視病猶親」、「發展研究及教學品質」等抽象字眼，來與管理階層對他們耳提面命的「節省開支」、「創造業績」等口號畫上等號。抽象的使命與無法落實的理念常常造成組織內員工的困擾，甚至誘導員工在工作場域上發展出不同的工作行爲，而信口開河的組織使命與願景，更會讓員工們在職場上無法領悟眞正的組織文化，因此只能盲目地接受指令完成工作。

使命與目標的內涵必須廣爲組織內部人員所知，但這看似簡單的道理，卻也是高階管理者最常忽略的地方。在職場上，「員工感嘆老闆不懂員工之辛勞」，以及「老闆抱怨員工的不用心及不努力」的對話時有所見，而這勞資之間最大的問題在於勞資雙方缺乏了互相了解雙方對工作期望的機制。馬太福音中有一則故事是這樣說的：

有一主人出國旅行前，將財產分成八份，每份相當15年以上的平均工資，接著即按著各僕人的才幹把其中五份給第一僕人，二份給第二位僕人，以及一份給第三位僕人來保管。

主人旅歸後，叫三個僕人來對帳。第一僕人以其原先五份進行投資，所以共有十份財產可以歸還。第二個僕人也照樣做，所以也有四份財產可以歸還。面對這樣的情景，主人對這兩位僕人說：「好，你們兩個真是良善及忠心的僕人，我要把許多事派給你們管理。」

然而，第三個僕人可沒有這麼好運。他把領受到的銀兩原封不動還給主人，說到：「主人啊！我知道你是心腸很硬的人，沒有耕種的地方要收割，沒有散財的地方要聚斂，我很害怕，就把你的銀子埋藏在地下，請看！你的銀子還在這裡。」說完便把主人的銀兩原封不動地還給主人。主人回答說：「你既知我沒有耕種的地方要收割，沒有散財的地方要聚斂，就應知道將銀子放給兌換銀錢的人，那麼在還我的時候，便可以連本帶利收回。」說完，主人把這位無用的僕人，丟在外面，任其哀哭請求。

——本故事敘述節錄及改編自Shapiro, E.C. (1996). Fading Surfing in the Boardroom.【1】

在這個故事裡，我們發現了一個人與人相處時常犯的錯誤——我們常常太過自信地以爲對方懂得我們的想法，了解我們的語言；但是事實卻不然。這是因爲我們都忽略了個體先天存在的差異，其差異來源包括個人的人口學背景（包括年齡、學歷、經歷、世代）、個性、價值觀、能力、學習、態度、激勵因子等等的差異。因此，在人與人相處的「理所當然」假設說下，總是會造成太多的誤解。

當把這個概念放在單一所有權屬的整合組織時，要落實「相同的」使命與目標似乎是較容易的；但對於多成員的契約式整合組織而言，要求旗下成員完全擁有相同的使命與目標，以及彼此成員間完全彼此了解，似乎是有一定的困難度。就以單純的水平整合來說，合作夥伴可能包括非教學醫院及教學醫院間的整合，而不同的醫院類型原本就存在著不同的使命與目標。因此，若只是一味地要求成員間的使命及目標完全的「相同」，那麼對整合之路將是遙遙無期、永遠無解的習題。

醫療業者間存在的「一致性」（consistency）或「相容性」（compatibility）的使命與目標，似乎可作爲契約式整合組織尋求夥伴時的依據。「一致性」或「相容性」並不強調個體的完全相同，但是強調如何在「異質性」成員間做一妥適的協調與溝通，來促進彼此的了解並達到「共識」，這樣的共識係指彼此間的「認同」。一致性或相容性強調只要整合組織旗下成員擁有共識，彼此視爲生命共同體時，便可成就該整合組織。因此，在邁向整合之路時，不管是整合過程中的主導機構，或是正被邀請的夥伴，雙方都必須對自身機構的使命與願景再次檢視，整合前必須達到彼此的認同，在整合後也須要再次地確認。使命、願景與目標的概念在組織經營上是一個相當重要的思維點，但也是最常最被忽略的地方。

二、分析標的組織之內、外在環境

(一) 組織外在環境分析

組織外在環境的改變與時代的趨勢，都是業者在經營時必須要隨時關注的重點。對於醫療業者來說，除了自身產業（即醫療業）的競爭優、劣勢外，還要考慮到醫療業環境所處的更大總體環境變數，包括人口、科技、經濟、政治與法律、社會文化，以及國際趨勢等（見圖10）。分析組織的外在環境可以幫助管理者更加認清及掌握所處環境所能帶來的機會與威脅，有助於爲組織後續制定正確的決策，以及幫助組織生存與發展。

產業環境係指生產高度替代性產品或服務的一群組織，來爲一群有相同需求的消費者服務；因此，醫療業即是由一群爲滿足消費者對「健康」需求的醫療業者所組成。對於經營管理者來說，競爭力是分析產業環境時最重要的關鍵點。Michael Porter提出五種競爭力模式（five forces model），關注一個產業中形成競爭的五大力量，包括潛在競爭者（新進者）的威脅、產業間現存組織間敵對競爭的程度、購買者的能力、供應商議價能力，以及替代品的威脅（見圖10）。

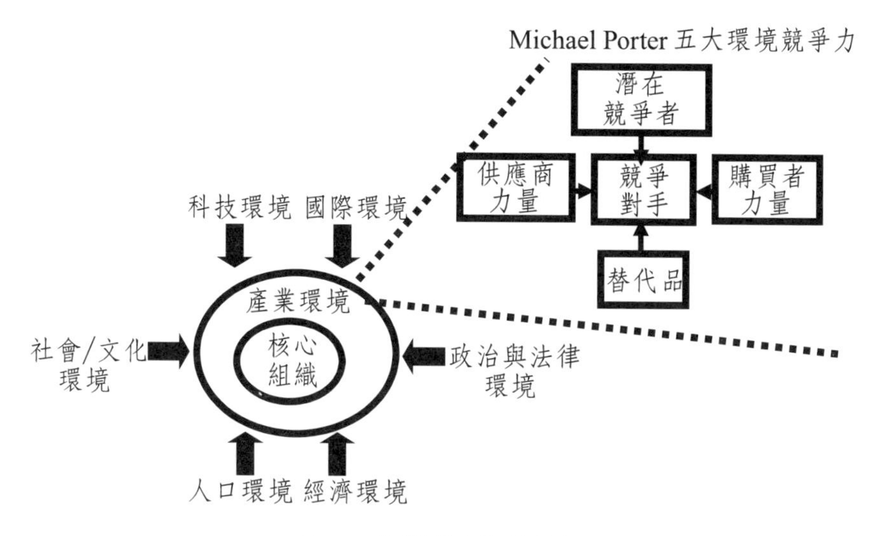

圖10　組織外在環境分析

潛在競爭者（新進者）的威脅　潛在競爭者係指目前與標的組織並不在同一產業中，但是有能力進入同一產業而成爲競爭對手。一般來說，產業中的業者都會嘗試阻礙潛在競爭者進入到同一產業中，因爲進入產業的業者越多，則生存或獲利能力便可能受到影響；而從另一個角度來說，如果潛在競爭者不易進入產業，則現存業者比較能夠控制市場客源或藉由提高價格來獲取更多的利潤。對於醫院業者來說，潛在競爭者包括醫院原有的醫師進入市場自行開業、大型財團或團體建立醫療機構、同業在不同的地理區域開發市場（成立分院），以及與醫院部分服務功能相同或類似服務的新興業者，例如健診中心、醫學美容中心、坐月子中心等等。潛在競爭對手的競爭強度是由進入障礙高度所決定的，包括品牌的忠誠度、絕對的成本優勢、規模經濟效益，以及政府法規等等。

產業內業者間的敵對競爭　產業中現存競爭者的敵對強度，對組織的獲利程度有著相當大的影響。在評估產業內業者間的敵對競爭程度，可由三個角度觀之，包括業者的市場競爭地位、產業需求條件，以及產業退出障礙強度【3】。**市場競爭地位**係指一組織在市場中的地位，可從眾多及均勢的競爭者、競爭對手的同等規模、資產的高專用性、高固定或倉儲成本、產業中產能過剩、變動的需求、產品同質性、低轉移成本、轉移費用的節省、大且不尋常的大量訂購服務、無形的銷售交易等方面來評估【4】。**產業需求條件**係指該產業的市場是否仍有成長空間以緩和競爭，換言之，即消費者的需求是否仍有一定的成長空間。一般來說，當市場需求（即消費者需求）漸達到飽和或下降時，勢必引發業者在有限市場中以更強烈的競爭手段來維持其市場占有率；另一方面，當市場需求增加時，除了吸引潛在競爭者進入市場外，業者也將會用強烈的競爭手段來爭取更多的客源。**產業退出障礙**係指因經濟、策略或情感因素，使得一組織即使在獲利很低的情況下，仍選擇留在產業中。當市場需求飽和或下降，且退出障礙高的情況下，則原本市場占有率不佳的組織，便會發生產能過剩的現象。

購買者的能力　高購買者議價能力即代表買者較能夠尋求較高品質、較多服務，或者較低價格的產品或服務，這也將促使產業中燃起競爭戰火。在臺灣醫療產業中，醫療服務的大宗買者即是中央健康保險署，在面對臺灣實施全民健保後高達99%以上納保人口[2]來說，中央健康保險署成爲臺灣醫療市場中最大的買主。在買方議價能力高於醫療業者的情況之下，則能要求醫療業者符合一系列相關的規定，而主要買者（即健保機構）給付的遊戲規則下，「價格」便不是業者所訴求的競爭策略，取而代之以「品質」策略作爲業者競爭消費者的最佳手段，包括強調醫療人員的

2　1995年3月1日全民健保開辦實施，18年來納保率已達99.9%，醫療院所特約率亦高達93%（資料來源：中央健康保險署，2014年02月25日更新）

服務態度、專車接送或癒後追蹤等方法。

另外，自費民眾對健康的購買能力在未來是不可忽視的。近年來，從高價位的美容醫學、健診中心所推出的多元化服務，以及民眾額外購買各種商業醫療保險等情景便可略知一二。開發自費健康及多元化的醫療照護服務是目前常見於醫療業者開創服務的方式，可增加組織收入的來源，然醫療業者也必須同時深思如何眞正發掘消費者（病患）心中的意念與期望，以獲得消費者更多的傾賴，並增加組織生存的契機。

供應商的議價能力　分析醫療業者的供應商，可以從兩種角度來思維。第一、供應商係指可以提供業者生產服務時所需資源的提供者（input），包括人力（醫療專業及非專業人員）、財力（提供資金的市場金融），以及物力（醫療衛材、藥品、一般行政用品等）等資源的提供者，例如學校、人力仲介公司、藥廠、醫療器材商等等。當供應商能要求醫療業者付出較高的價格，或降低供應品的品質時，則可視供應商爲一種威脅。相反地，當供應商的議價能力低，而業者有機會壓低供應商的進價，或是要求更佳的品質時，則供應商的威脅則低。舉例來說，聯合採購是醫療業者常用來降低醫藥品成本的方式之一，藉由聯合大量購買，使得買方（即醫療業者）議價能力增加，則供應商便必須降低價格來出售產品。另外，醫療業者主動接洽／提高醫學院校學生實習機會，則可穩定並確保未來醫療人力來源（量與質），那麼也是醫療業者可以增加對供應商控制能力之例。

第二、根據人類對健康需求的服務供應鏈觀之（圖7），醫療業者間的病患轉介，也可被視爲醫療業者間彼此的投入（input），換句話說，當機構A轉介病患至另一機構B時，則機構A便可視爲機構B的供應商。舉例來說，一家醫院住院病患來源包括從基層開業醫師或長期照護機構轉介來的，因此基層開業醫師及長照機構業者皆可視爲該醫院「病患來源」供應商——醫院業者可以藉由垂直整合的方式來增加對供應商的控制能力。醫療業者間的轉介（即供應及被供應）頻率多寡，常是業者思索其是否進行服務整合的評估依據。

替代品的威脅　替代品係指產業中的產品或服務，以類似的方式來符合消費者的需求，並使得顧客獲得相似或相同的滿足。替代品的威脅常出現在顧客面對低轉換成本（註2），或是顧客發現比原來產品／服務相同、或更好品質、或更好效能的產品／服務出現時。舉例來說，中、西醫互為取代效應，醫療科技進步也讓門診手術可以取代部分住院手術。一般來說，替代品有幾層意涵，第一、意謂著當某一產品／服務線客源（市場占有率）增加，則另一產品／服務線便減少；第二、造成現有占有率的爭奪戰；第三、為了降低替代品的吸引力，業者必須要努力改進產品使其具有差異性，更能滿足消費者的需求【5】。對業者來說，當出現高替代品時，也表示出現強烈的競爭威脅，此將限制了該業者所能獲得的高收入、限制其獲利能力；反之，若替代品很少，則業者被取代的機率較低。

除了產業環境對醫療業者經營所產生的直接競爭力外，總體環境如人口環境、科技環境、經濟環境、社會文化環境、政治與法規環境，以及國際環境等等，也會間接地影響業者的經營（見圖10）。舉例來說，人口的老化將增加人們對健康及醫療保健的需求；醫療科技的進步，如機器人手術、遠距醫療（telemedicine）、生物科技（biotech）等發明，增加了治癒人類疾病的機會；電腦資訊科技的進步，使得訊息得以分享，促進業者間的合作契機，如醫療業者與供應商間的物流管理、醫療業者與健保機構間的審查支付作業，以及促成顧客關係管理，如醫療專業人員利用電話、電腦網路系統連線而提供顧客相關的醫療協助。經濟景氣的榮枯更是影響企業成長與利潤，因為在經濟不景氣情況下，消費者消費型態可能產生一些變化，包括消費延遲、改變生活型態、改變消費支出組合等等。舉例來說，在經濟不景氣的情況下，較爲奢侈的健康服務，如美容整型（割雙眼皮、隆胸、點痣、美白等）之需求量亦可能減少。

社會文化亦可左右醫療服務業的發展方向。舉例來說，近來臺灣居民開始在乎居住品質，在乎所喝的水、吃的食物及呼吸的空氣是否安全或危害健康，也期望主動增進身心健康並活得更有品質。這些轉變顯示民眾對健康保健、早期預防及治療的觀念日益重視，這也使得醫療業者多了一些服務企機，包括推動社區照護、舉辦社區衛生教育講座、開辦營養或減肥門診、成立坐月子服務、加強心理健康（身心治療科）服務等等。

政治與法規亦是左右產業發展相當重要的因素。法規制度係爲維持公平競爭環境、有效率市場、保護消費者權利及維持社會大眾的福利，包括醫療法、醫事法等相關醫療管理辦法。醫療國際化也開始希望臺灣醫療業者進軍國際市場爭取服務企機。

(二) 組織內部環境分析

面對外在環境所產生的機會與威脅時，業者必須要懂得自問：「我們應該要（選擇）做什麼」？要如此，就必須從組織內部狀況做一評估。

一般來說，評估組織內部的目的在於確認組織特有的資源、能力及核心能力【5】，換言之，了解組織本身的優、劣勢，以決定日後所應採取的行動。資源（resources）係指組織生產產品或服務所須要的投入（inputs），簡單來說，可分爲有形的資源與無形的資源。有形資源爲一種可見及可量化的資產，包括財務、人力、實體（如原料、廠房、設備）等等；而無形資源包括科技、專業技術、信譽、文化、組織承諾等等。單一資源的「存在」並無法爲組織創造競爭優勢，必須要將所有資源作最佳化的整合。舉例來說，精密的醫療儀器設備及醫療知識的傳承，有賴於優秀的醫療人才或團隊來運作，而將資源作最佳的整合，才能成爲一組織的能力。組織能力（capability）係指組織是否能夠協調與管理組織中所有的有形與無形資源，以創造長期的生產效能及效率【4，5】。Hamel與Pralahad（1994）【6】指出，因爲沒有組織可以將其內部所有的運作皆以最完美的狀態來表現，換言之，每個組織有其理性的限制（bounded rationality），因此有核心能力（core capability）一詞的產生。核心能力係指造就組織獨特性的要素，是組織可以長期爲顧客創造價值的重心。一般來說，判斷組織的資源與能力是否可被視爲該組織的核心能力，常以四個準據來判斷，包括有價值的（valuable）、稀有的（rare）、難以模仿的（costly to imitate），以及無法取代的（non-substitutable）；因此，如果組織的資源與能力並無具備上述這些特質時，則該組織便無法創造出優於同業的競爭優勢。舉例來說，某一醫學中心的器官移植手術中心，該中心除了擁有國內最頂尖的器官移植醫護人才、世界最先進及尖端的醫療儀器設備，以及標準照護流程來確保照護品質外，更擁有強力的行政管理人才來協調與整合該中心的所有財務、人力、實體（如衛材、藥品、空間、儀器設備）資源等等；目前該中心已成功地完成多次器官移植手術，且病患的術後結果相當穩定且良好。在這個例子中，該醫學中心的器官移植中心所提供的照護服務，對人類醫學發展及病患照護上是深具價值的；另外，器官移植手術不管在知識或技術層面所需的專業性相當地高，在醫療同業間是不多見且不易被取代的。除此之外，器官移植醫療團隊的醫療資源與專業能力在短時間內是不易爲同業所追趕上（即模仿），因此該醫學中心的器官移植中心所提供的照護服務便可被視爲該院的核心能力。核心能力的概念可被用來作爲組織的產品及服務定位，包括產品及服務的特色或是價格，亦可作爲產品或服務市場區隔的依據。

在評估資源與能力時，業者必須要非常謹慎，絕不可以放棄自己能夠創造價值的核心能力而將其外包（outsourcing）；相反地，如果是業者無法掌握具有競爭優勢的資源及能力時，就可將其外包給其他專業業者執行之。舉例來說，醫院常把停車、清潔、餐飲、保全等非核心服務交給外包廠商統籌管理；甚至有些醫院在提供病患臨床服務時，因爲無法擁有具競爭優勢的資源及能力（如缺乏某專科的醫師、缺乏精密昂貴的醫療儀器設備等等），亦會將臨床服務業務進行外包，如急診服務、眼科服務等等。

從評估組織的外在環境所產生的機會與威脅，以及組織內部的優勢與劣勢後，一些業者發現整合策略是可以爲組織帶來一線生存的企機。舉例來說，醫院業者在面對外在環境競爭壓力下，可利用水平整合來降低同業間的競爭並增加經濟規模；甚至爲了彌補自身組織內在醫療資源不足的情況，藉由與其他業者整合來提供自身組織無法提供的醫療照護服務，如某一急性地區醫院後送無法處理的複雜疾病個案給醫學中心，以及轉介急性癒後的非急性病患至社區長期照護處所等等。當然，急性照護服務的醫院業者亦可擴展健康促進及預防保健服務（即垂直整合的概念），以因應現代人對健康管理的新觀念。因此，醫療業者可藉由重新評估組織內、外在環境狀況，來了解自身組織是否需要藉由整合策略來達到組織特定的目標，進而尋求最佳的組織生存契機。

三、組織整合時的內部變革方向

當醫療業者認爲「整合」是一個有利於自身組織目標達成的策略之一時，那麼在邁向整合之路前必須要體認到——並非所有的整合組織皆能夠創造價值。這是因爲很多醫療業者常常將組織整合視爲只是一種藉由擴張、併購或白紙黑字的簽約行動，來使組織體「變大」而已；而忽略了眞正整合組織所強調的「整體性協調」概念。不管業者是以單一獨資、集資、或是契約方式來將不同階段的供應鏈服務作一整合組織的規劃，整合組織內的所有成員還是必須要以生命共同體姿態出現，以展現團隊工作的企圖，這才是組織整合時眞正的成功關鍵。

一般來說，醫療業者在落實整合的概念時，必須要注意避免陷入迷思，使得經營陷入危機。這些迷思包括【7】：

(一)「較大」就是「較好」（the bigger the better）

很多醫療業者心中常常存在著一個假設──「機構越大就越好」，尤其在現今企業大型化的影響下，更加重了此心智模式的深刻性；另外，一些機構大型化經營的成功範例在醫療業中流傳著，也促成經營者開始彼此仿效。就學理上來說，進行醫療服務的整合確有優勢，但是欲嘗試此舉時（例如與不同的醫療機構進行購併的動作），這些過程必須牽涉相當複雜的評估，包括財務及非財務因子考量。在1999 年的秋天，「較大就是較好」的神話，在美國一些整合健康照護體系陸續「崩解」後破滅，包括Penn State-Geisinger、University of California-Standford及Texas Health Resources/Bayor Health Care System等等，這些大型整合組織存在也只不過兩年光景而已。

(二)「總額危機正來臨，所以我們需要提供所有的醫療服務！」

因爲美國醫療業者假設自己在管理式照護壓力下，如果可以提供所有病患所需的所有醫療照護服務時，就可以獲得最大的利潤。這種想法使得一些業者，如醫院業者開始增設非醫院服務來提供所謂的連續性照護，包括居家照護、預防保健、甚至以外連的方式來擴大服務地點，例如承包企業的附設門診部、提供移動式診斷車巡迴服務等等。但在1997年美國平衡預算法案（Balanced Budget Act: BBA）執行下，很多機構都開始面對不同的財務風險；且部分整合組織管理者並無具備不同專業領域的管理技巧，也都使得部分整合組織業者最後宣告放棄部分的旗下服務。

(三)「假如我們不做，別人也會做，所以我們應該捷足先登！」

第一行動者及較早行動者一直是企業界認爲成功的要素之一，因爲可以先取得市場消費者的忠誠度；然而，在沒有妥善評估自身的情況與外在市場變動與需求時，一味地跟進與模仿將可能造成更大的風險承擔。

(四)「我們彼此已經眞的了解了！」

一般業者常太自信地以爲全然了解欲整合的夥伴業者，因而導致整合的失敗。夥伴彼此間的了解必須包括雙方文化相容性、財務的透明化、服務特色的互補性，以及誠信等等。一些美國業者在招募基層醫師（即與基層醫師整合）時甚至還需要對該醫師做身家調查，以及了解該醫師過去曾發生過的醫療糾紛狀況等等【8】。

一般來說，組織整合時可從兩大部分來思維其變革方向，一爲服務整合，另一爲功能整合（見圖11）。**服務整合**係指業者在所欲建構的整合組織中，供應鏈階段服務的垂直與水平整合程度，才足以提供目標市場（人口）連續性及廣泛性的服務；而**功能整合**係指業者如何協調整合組織內部運作（亦稱爲「整合機制」），以達到整合組織的整體目標。「服務整合」與「功能整合」就像天秤的兩端，必須要相輔相成，換句話說，當服務整合程度越高時（服務種類越多元時），則功能整合程度就要相對地高（加強服務的協調程度），以使天秤達平衡穩定的狀態，圖11的意像圖說明這樣的概念。値得注意的是，整合組織須以「整體」來看待，所有成員（即子機構、科／部門或服務線）以整合模式結合時，其個別成員的界線（boundary）概念便應消失，取而代之的是以整體網絡或體系的總使命及目標作爲依歸，也就是以生命共同體的目標前進。因爲只有如此，才有辦法達到在理論上所謂的整合組織之潛在優勢。

探討「整合」，強調的是「合作」（cooperation）與「協調」（coordination）。合作意指「一起工作」之意；而「協調」意涵一種「制度化的合作」（institutional cooperation）。在協調成員間互動最簡單的方式就是在執行前確定行爲的歸屬，訂定共同的目標【9】。另外，建立合理化的分工制度，包括監督系統、資源分配、建立共同績效指標等等，也都是能夠促進成員間整合的因素【10，11】。

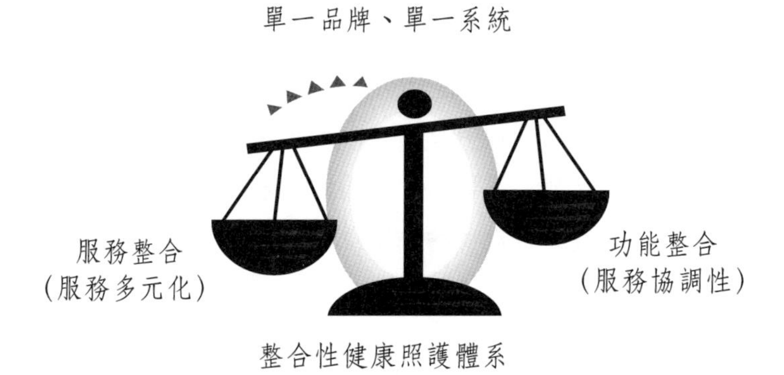

圖11　整合組織之內涵：服務整合與功能整合機制

功能整合或「整合機制」，強調如何將整合組織旗下成員（即子機構、科／部門或服務線）間做最好的協調與溝通，是一種能夠使促進整合組織內所有成員互爲生命共同體之方法，因此常被認爲是整合的眞正精神內涵。以一個生活化的例子來說，經營整合組織就像是在一個多子多孫的大家庭一樣，除了「多子多孫」所帶來的熱絡人氣外，「家和」似乎才是持家的不二法則。亨利福特健康照護體系（Henry Ford Health System）策略發展與規劃資深副總裁Vinod Sahney博士，回憶當初亨利福特健康照護體系形成的心路歷程，他表示：「過去總是以爲將很多人、事、物全部攬在一起便沒問題了；但是後來才發現在所有成員整體運作及互動過程中取得共識，才是建立整合組織最困難突破的瓶頸！」

兩極管理（polarity management）【12】似乎提供整合組織在經營管理上一個很好的參考依據。**兩極管理**係指將兩個完全不同的論點——標準化（standardization）及地方化（localization）同時反應於經營管理中。標準化強調整合組織業者以完全統一、集中的方式來處理組織整體及其內部作業流程；而地方化強調注重個別成員或任務的差異、個別性，因此允許個別需求的產生。標準化與地方化的管理理念是一體兩面，適用於整合組織的大規模、多生產／服務線，以及大的地理分布幅員特色。「標準化」用來增加整合組織的效率；「地方化」給予整合組織同中求異的個別成員自主及彈性空間，以符合個別子目標市場群所可能存在的差異需求。

另一個異曲同工之妙的管理模式稱爲**大量客製化**（**mass customization**）【13】。大量客製化管理模式係指在顧客基本標準需求模式（standardized framework）下來尋找修正的機會，即兼顧客製化（customization）的概念。基本標準需求係指消費者對醫療照護的共有期待（expectation），包括服務品質、價格等等；而客製化服務係醫療業者藉由與病患間的互動來找尋修改要素以更符合病患個別的需求。

不管是「兩極管理」所指「標準化」及「地方化」概念，或是「大量客製化」管理模式所意涵的「大量生產」及「客製化生產」概念，兩者意涵是不謀而和的。「標準化」及「大量生產」強調規範組織內部工作流程的一致性來減少變異，以促成整合組織效率；而「地方化」及「客製生產」強調給予整合組織自主及彈性空間，鼓勵旗下成員眞正了解各自特定市場（病患）需求，共同促成整合組織的整體效益。

圖12表示整合組織如何規劃其內部業務項目的標準化（大量化）或是地方化（客製化）。在圖12中顯示整合組織的統轄架構，可簡化爲兩部分，一爲整合組織總部，可爲整合組織的主導機構、單位或總部；而另一部分即爲整合組織旗下成員，即爲子事業單位。子事業單位的定義可以爲子醫療機構、分部、部門、科、服務線等等，這些子事業單位各有其特定目標市場，來提供特定病患服務或產品。標準化管理係指整合組織總部以統一、集中化地規劃所有成員的活動，以增加組織效率，這也是醫療業者

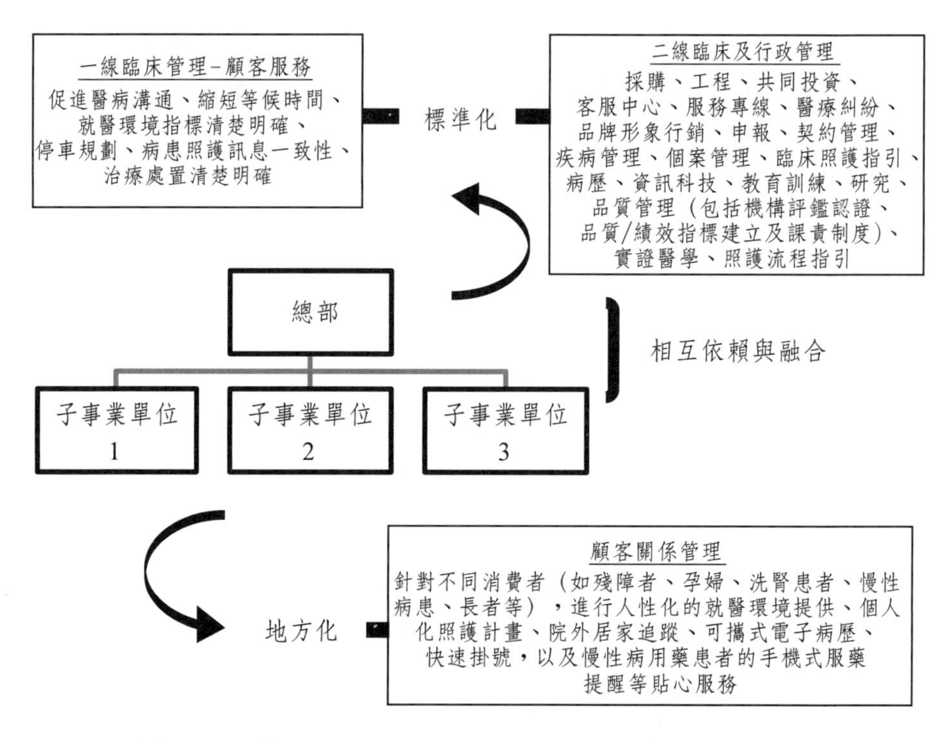

圖12 整合組織內部業務規劃：標準化（大量化）與地方化（客製化）管理模式

在價格及品質壓力下常用的因應策略。舉例來說，整合組織的行政業務，如採購、興建工程、申報、契約管理、消費者行銷管理等，皆可藉由統一、集中管理而產生經濟規模，降低成本。在臨床服務方面，整合組織旗下成員亦可共同制定或分享臨床治療指引、病歷資訊共享，以及病患個案管理、疾病管理等，以促進整合組織旗下成員間建立無隙的醫療照護服務。在臨床研究及教育方面，共同成立研究團隊、標竿醫療團隊等，如整合組織中的醫學中心成員帶動其他子單位成員發展整體研究方向。

而另一方面，地方化或客製化的業務在於滿足消費者個別的（individual）或獨特的（unique）健康及醫療照護服務需求。顧客關係管理可針對不同消費者（如殘障者、孕婦、洗腎患者、慢性病患者、長者等）進行人性化的就醫環境提供、個人化照護計畫、院外居家追蹤、可攜式電子病歷、快速掛號，以及慢性病用藥患者的手機式服藥提醒等貼心服務。

總結

組織經營者常執著於當一名「跟隨者」，換言之，業者常假設在先驅者的成功案例中，相信自身亦能成功。雖然業界流行著標竿學習，但除了跟上同業腳步之外，必須要了解自己組織所需，以避免把學習流於形式、表面，而忘了眞正的致勝關鍵。在自由經濟之下，政府應當從協調、輔導的角度來鼓勵業者間進行合作，避免以命令或強制的手段來促成整合，畢竟業者間是否能夠長久合作，有賴於彼此建立「信任」關係；而若業者間無法誠信地建立合作關係，則國家醫療資源整合的目標仍然是無法達成。在面對論人計酬或多元保險人制度規劃，以及後SARS時期所強調的推動家庭醫師整合性照護計畫來引導民眾就醫行爲改變，並期望建立雙向轉診合作模式及強化基層醫療照護等政策規劃之時，政府當局應鼓勵醫療業者先自行評估自身狀況，對於欲尋找顆伴進行評估，並提供組織整合的技術及知識，以做完整的規劃與技術重建（即眞正的整合）；而另一方面，政府當局應提出適度的規範來防止業者壟斷市場[3]損及消費者權益，如此才能眞正提供以民眾爲核心，且兼顧品質、成本及可近性的健康及醫療照護服務宗旨。

[3] 組織整合所可能引發的市場獨斷法律議題在美國曾被熱烈地討論，也發生過一些獨特的案例。在期刊Health Services Research中（Volume 33，Number 5，December 1998，Part II）有刊載整合組織在市場效應、法規學理及案例方面的討論，有興趣的讀者可自行查閱。

註

註1：服務整合係指除了醫療業者的核心服務之外，希望增資控制那些服務價值階段（包括水平或／及垂直整合）？舉例來說，一家急性地區醫院A希望發展長期照護服務（附設護理之家）、擴展基層社區據點（與基層開業醫合作），並發展中醫服務（與中醫醫院合作），則從服務供應鏈階段（表2）來看，該急性地區醫院A正同時進行醫療服務之水平與垂直整合。再看另一例子，一家急性照護區域醫院B，希望發展長期照護服務，選擇與民間獨營的養護機構C結盟，雙方在病患有服務需求時，適時進行雙向轉介，在這個例子中，區域醫院B正進行垂直整合，且服務整合程度相較於第一個例子的地區醫院A來得少。

註2：顧客對某一特定的產品或服務會一用再用，一來再來交易之行爲，這就是所謂的顧客忠誠度。顧客的忠誠度係指顧客實際重複交易的行爲，一般可分爲三種，包括喜好性忠誠（affective loyalty）【14】、滿意性忠誠（satisfied loyalty），以及習慣性忠誠（conative loyalty）【14】。喜好性忠誠係指一種態度上的「喜好」所引起的忠誠，也就是差異化、品牌的概念；滿意度忠誠係指顧客對服務接受過程的一種經驗滿意所產生的忠誠；而習慣性忠誠係指因爲「習慣」所引起的忠誠。

喜好性忠誠講求的是品牌形象，對於品牌（如臺大、長庚、中國、榮總等大醫院體系）需求的消費者來說，醫療業者的品牌形象將影響顧客繼續交易行爲。滿意性忠誠講求的是顧客滿意度，認爲越滿意的客户就會越忠誠；而不滿意的客户就會不忠誠；因此，當某醫院環境動線設計不清楚、醫療服務態度不佳、不及時處理病患抱怨或需求時，則顧客忠誠度便會降低，此時，對較不具差異化品牌形象的業者來說，便是可以爭取／競爭客源的機會。習慣性忠誠的顧客除了關心服務品質之外，強調「選擇業者的習慣」行爲，也就是說，顧客在乎轉換業者所可能產生的轉換成本（switching cost）。轉換成本係指當顧客向其他業者購買產品或服務時，所必須發生的一次性成本，也就是顧客放棄原本業者時所需要付出的代價，這些成本代價包括尋找另一合適業者的無形成本、適應新業者的無形成本，以及可能因爲轉換業者所造成額外實質金錢成本等，舉例來說，醫院門診病患在該醫院已經有完整病歷存在，而欲轉至診所接受基層照護服務時，則可能會產生一定的轉換成本。

附錄——整合組織旗下成員策略規劃項目檢核表【15】

整合組織旗下成員進行策略規劃可執行的項目：

- 對所決議之事項具有約束力，而非徒具形式
- 進行會議協調及監督考核以便掌握控制進度及確保目標達成
- 彼此訂立具體的績效評估指標
- 績效評估結果能夠適當地回饋予成員
- 在病患資料取用有明確規範
- 制定彼此成果分配原則
- 制定明確的合作政策指導原則
- 制定落日條款（即不合作之後的事務協議）
- 制定衝突、意見分歧時的處理方式
- 了解彼此經營活動動向
- 建立公正的協調機制
- 建立正式的溝通管道
- 了解彼此在合作上所扮演的角色
- 在策略制定時會考慮到彼此的利益
- 制定原則來作爲各自機構發展策略的依據
- 了解彼此整體的目標及策略方向
- 彼此策略方向與整體的目標是相容的且可整合的
- 投入足夠資源來配合整合組織的目標及策略
- 在制定整合組織整體目標及各成員經營目標時有好的協調機制

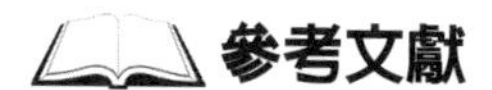 參考文獻

【1】楊美齡譯，1997，管理浪潮下的迷思，天下。〔原著：Shapiro, E.C. (1996). Fad Surfing in the Ballroom — Reclaiming the Courage to Manage in the Age of Instant Answers. Addison-Wesley〕

【2】Tiger Group Inc. (1999). New Rules, New Roles for Rural Healthcare Providers.

【3】Hill, C.W.L., & Jones, G.R. (2014). Strategic Management Theory: An Integrated Approach. Fourth edition. Houghton Mifflin Company.

【4】Albert, D. (2002). A Physician's Guide to Health Care Management. Backwell Publishers.

【5】Hitt, R.E., Ireland, R.D., & Hoskisson, M.E. (1997). Strategic Management: Competitiveness and Globalization. 2nd ed. West Publishing Company.

【6】Hamel, G., & Pralahad, C.K. (1994). Competing for the Future. Harvard Business Review, 72(4), 122-128.

【7】Morrison, A.E., & Clark, K.B. (2000). How Executives Can Decide the Future of Hospital Systems' Business and Assets. Health Care Strategic Management, 18(5), 10-11.

【8】Pallarito, K. (1995). Deals Often Require Detective Work. Modern Healthcare, 25(37), 54.

【9】March, J., & Simon, H.A. (1959). Organizations. New York: John Wiley and Sons.

【10】Minzberg, H. (1978). The Structuring of Organizations. N.J.: Prentice-Hall, Inc.

【11】彭文賢，1990，組織的分化、複雜化與整合之關係，公共政策學報，12 期，台北，中興大學。

【12】Burns, L.R. (1999). Polarity Management: The Key Challenge for Integrated Health Systems. Journal of Healthcare Management, 44(1), 14-33.

【13】Lanser, E.G. (2000). Lessons from the Business Side of Healthcare. Healthcare Executive, 15(5), 14-19.

【14】盧希鵬，2001，電子商務之九陰眞經，藍鯨出版社。

【15】Lin, B.Y.J. (2007). Integration in Primary Community Care Networks (PCCNs): Examination of Governance, Clinical, Marketing, Financial, and Information Infrastructures in A National Demonstration Project in Taiwan. BMC HSR, 7, 90 (19 June 2007).

第四章　結構設計

章節大綱

整合組織業者的基本組織使命及動機，在於突破傳統存在於服務供應鏈階段的片段式供應模式，而改以「單一窗口」（One-Stop Shopping）的經營模式，來管理民眾所需的各式各樣健康及醫療照護服務需求，以落實民眾對照護服務需求的連續性。醫療業者可由不同的方式來提供民眾所需的連續性照護服務，包括醫療業者開始收購其他服務供應鏈階段的機構或單位、自行增設服務部門或子機構，或藉由契約方式進行跨醫療組織整合，以符合其目標市場所需的健康及醫療照護服務。

第一節　整合組織結構類型

一般來說，醫療業者要形成整合組織，可以透過不同的正式結構方式來爲之。根據業者雙方在整合時的投資與資產控制程度，可由下列正式結構關係爲之（見圖13）：

一、自建（make）

係指業者自行籌措資金來發展消費者所需的健康及醫療照護服務。舉例來說，醫院業者以自建方式來增設護理之家、居家照護等單位，此爲醫院進行長期照護服務的垂直整合之例；另外，增設成立「分院」亦爲醫院進行水平整合之方式。

二、合併（merger）

發生於二個規模大致相等的組織合併爲一組織時，換言之，兩個原組織消逝而融合成一個新的組織個體，以求在各自所擁有的資源與能力結合後來創造出更強勢的競爭優勢。此方式常發生於醫療業者的水平整合，舉例來說，兩醫院合併成一新的醫院來繼續經營。

三、收購（acquisition）

係指一業者購買百分之百，或是足夠控制其他組織（業者）的股權（經營權），此常發生於大型組織業者購買（或取得）另一較小組織（業者）時。收購的例子在醫療業是相當常見的，例如某醫院業者收購基層醫師資產進行垂直整合、醫院間相互收購是爲水平整合、或是醫院收購長期照護機構進行垂直整合等。另外，接管（takeover）有時亦被視爲業者收購的一種作法，但通常以租賃方式爲之。

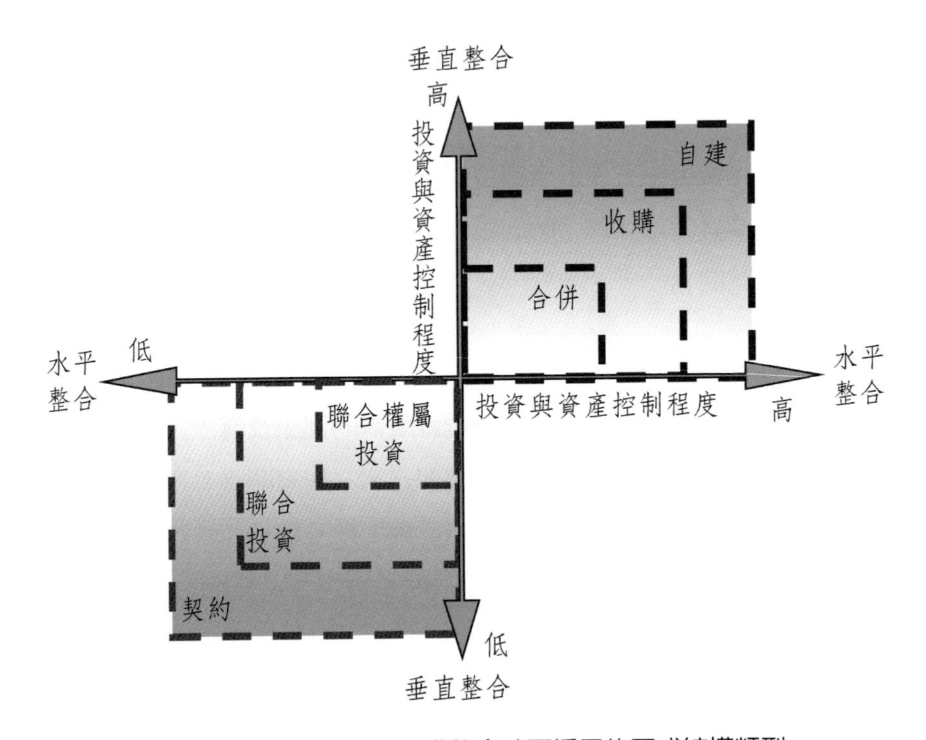

圖13 醫療業者進行組織整合時可採用的正式結構類型

資料來源：改編自Tiber Group, Inc. (1999). New Rules, New Roles for Rural Healthcare Providers. p. 19.

上述三種方式所形成的整合組織，旗下成員資產權爲單一所有權

（unified ownership or unified ownership of assets），且成員（子機構、科／部門或服務線）與母機構之員工同源，即閉鎖模式（Staff Model）整合組織【1】（見圖14A）。閉鎖模式係指各子成員的執業人員皆爲主導機構／總部所聘任。

以經濟學定義來說，所泛指的整合（integration）一詞，係指經由所有權（ownership），如自建、併購來行資源與通路的監控；然利用單一所有權屬來控制服務供應鏈階段的資源與通路方式，並不是醫療業者唯一可用的整合方式。醫療業者亦可用合資或契約關係來建構整合組織。

四、合資事業

合資事業強調合夥人對於特定的資產共同出資來進行投資合作，該種投資合作可採兩種不同方式爲之，一爲聯合投資（joint venture），另一爲聯合權屬投資（venture ownership）【2】。聯合投資係指兩個或多個組織體以共同目的，出資建立共同營運單位，共同持有此單位所有權，因此雙方必須放棄此經營範疇的部分自主權，而共享資產所創造的利潤及風險承擔，如兩家醫院可共同投資經營一家門診外科手術中心。另外，聯合權屬投資係指不同的組織體進行資產的共同投資時，選擇結合成另一新的個體，以一致的權屬別來經營及管理共有資產。合資事業整合模式常稱爲平衡權利模式（Equity Model）整合組織（見圖14B）【1】，各子成員與主導機構／總部同爲經營擁有者（owner）。

五、契約式聯盟

契約式聯盟（contract alliance）亦爲整合組織的結構模式之一（見圖14C）。契約模式（Contractual Model）係指各組織間並沒有單一所有權及共同出資所有權的相互控制，而是以契約關係來進行夥伴策略性聯盟[1]以確定組織間的合作，以爲目標人口提供連續性及廣泛性的健康及醫療照護服務。契約模式整合又稱爲虛擬整合（virtual integration），係指依契約關係來建立的整合組織，亦稱爲組織網絡式整合組織（integrated network）。此類型的結構最吸引人的地方，則在於整合組織旗下成員不需要完全犧牲其原有的自主性，也不需要投資大筆資金來自建或收購其他業者。一般來說，契約關係約束力主要來自於成員彼此間的契約承諾，因此契約式整合組織的經營首重於各成員間如何建立約定（agreement）及規範（protocol）【3】。

醫療業者以契約方式來進行彼此臨床服務整合是相當常見的；但醫療業者（如醫院、診所）亦常以外連（outreach）方式來擴展其服務市場範圍，包括在百貨公司、賣場、俱樂部、企業機構等地設立門診中心，承包學校醫務室，企業事業機構單位醫務室，或是以專簽承接學校、企業體於某一時間點的健檢服務等等。經由外連方式，醫療業者可增加服務的多元化，並增加對消費者服務需求的掌控權，亦增加民眾就醫的可近性。

其實，醫療業者並不是只能以上述五種模式中的其中一種方來形成整合組織。在醫療業的整合風潮中，有時候醫療業者可同時以各種不同的方式與不同業者進行整合，來提供消費者的整合性照護服務。舉例來說，A醫院以自建的方式擁有一分院、經由收購的方式擁有基層開業醫師的控制權，而以契約方式來轉介院中需要長期照護病患於社區長期照護機構中，並加入當地醫院醫療策略聯盟——此爲多元化模式（Mixed Model）整合組織（見圖14D），係強調整合組織旗下成員可能同時以閉鎖、平衡權利

---

[1] 請注意，此處所指的策略聯盟是指以人類需求的健康及醫療照護服務爲合作重點，即從臨床服務進行整合的策略聯盟；而非只是如聯合採購等一些行政業務的策略聯盟。

或契約模式來進行整合。

當然，醫療業者除了可由上述所提及的正式組織結構關係來建構整合組織之外，有時候我們可以發現很多業者間不見得都會以所謂的正式合約簽訂或是正式的投資等法律關係來進行組織整合；而是以習慣、信任或互惠的角度來相互轉介病患，但業者間並無須正式的法律結構關係存在。另外，很多醫療業者間的病患轉介僅爲短期、必要時才進行的交易，例如復健科診所一病患在就診時不愼摔倒造成嚴重骨折，則該診所便將該病患緊急轉往附近的醫學中心進行救治。該診所與醫學中心也許只是單次或多次的不定期病患轉介，因此業者間可能認爲無需進行簽約合作，只要在病患需要服務時可及時提供，亦可算是服務整合的概念。

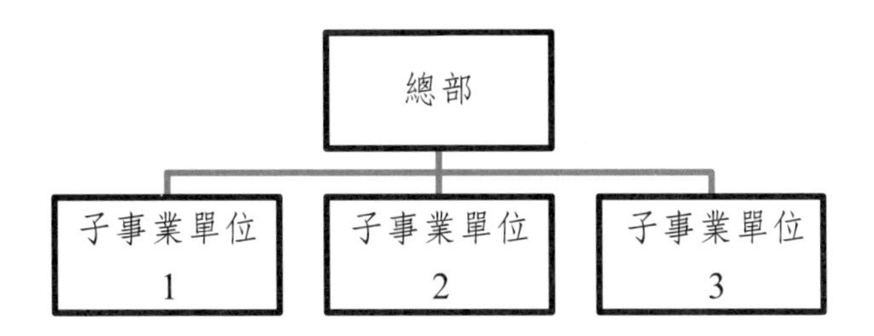

A. 閉鎖模式(Staff Model)
　－各成員的執業人員皆為主導機構／總部所聘任，而所有成員資產具有單一所有權（unified ownership of assets）

B. 平衡權利模式(Equity Model)
　－各成員與主導機構／總部同為經營擁有者（owner）

C. 契約模式(Contractual Model)
　－主導機構與各成員間以契約方式結合

D. 多元化模式（Mixed Model）
　－各成員與主導機構／總部的整合，以上述一種以上的方式結合

圖14　醫療整合組織之結構類型

因此，整合組織的存在價值在於以「病患或消費者」爲核心的照護理念，來創造屬於病患或消費者的健康及醫療照護空間，換言之，整合組織不在於制式規定應以何種正式結構模式來存在，若是只以口頭方式、非事先約定方式來爲之也是可以的。美國CJW醫學中心[2]助理執行長John Smith曾提及，當與社區中醫療業者建立良好的互動關係時，業者間根本不一定需要有正式的締結關係，也可以很方便地、流暢地轉介病患到所需要的照護單位。

因爲整合組織的形成可以採相當多元的結構關係，常常使得在「命名」整合組織的類型上產生困難。舉例來說，在國際期刊上可以常見很多同義詞，包括integrated delivery system（network）、integrated health（care）system（network）、integrated care system（network）、organized delivery system、community care network、integrated health care organization、integrated service networks、population-based integrated delivery system等等。爲了因應醫院的整合趨勢，美國醫院聯盟（American Hospital Association）更在1995年醫院年報開始載有「醫院體系」以及「醫院組織網絡」等官方名詞。**體系（system）**係指醫院在邁向整合時，所有整合組織旗下成員的資產是單一所有權（unified ownership of assets），例如醫院業者以自建（醫院附設護理之家）、合併（如兩家醫院合併）及收購（如醫院收購護理之家）等方式來進行整合所形成的整合組織，所有的服務線皆具有統一的資產所有權。**組織網絡（network）**係指一群獨立醫療業者藉由契約關係，同意結合在一起，共同來完成建構整合性照護的使命，而這種模式各成員仍保有原有的所有權（individual ownership），因此同時也可保有程度上的自主性【4】，例如醫院業者以

[2] 該醫學中心相關訊息請見：www.chippenhammed.com。

合資、契約等方式，與其他醫療業者形成的整合組織。圖15中將上述各種整合組織的結構分類與命名方式做一連結呈現。

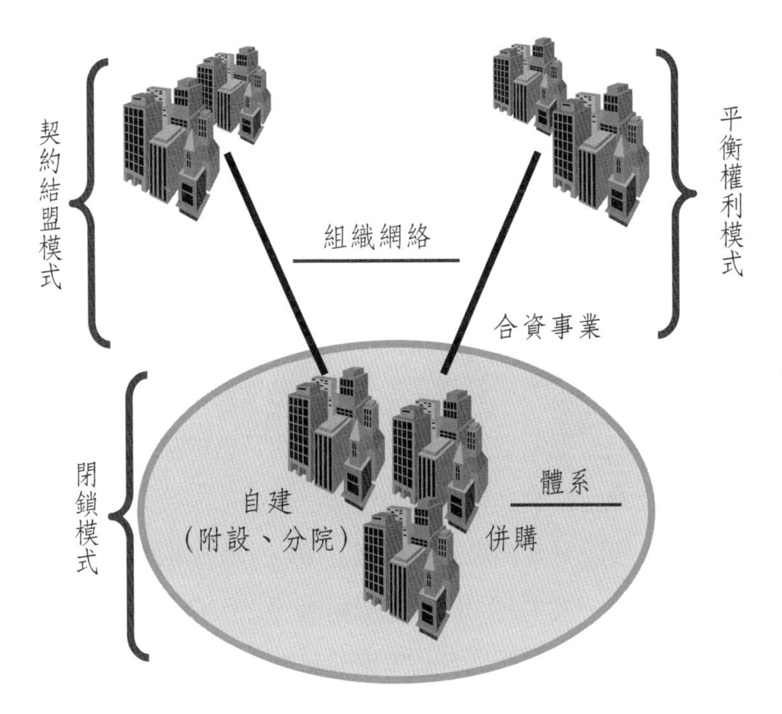

圖15　整合組織的結構分類與命名

除了醫療業者整合結構複雜性所造成的命名多元化，整合組織的服務整合程度亦可能存在著極大的變異。服務整合程度可從整合的寬度（breadth）與深度（depth）來討論【5】。服務整合的深度係指針對特定功能或服務的營運單位數，也可說是整合組織的水平整合程度；寬度係指整合組織依服務供應鏈的不同階段，所提供的跨功能服務數，此即爲整合組織的垂直整合程度。舉例來說，A整合組織可擁有三家醫院、五家診所、四家護理之家；而B整合組織可能僅擁有一家醫院，其內附設護理之家。雖說A、B兩業者都可稱爲整合組織，但卻存在著相當不同的成員組成，即服務整合程度的差異。

「整合組織」因為在服務及整合結構的多元情況下，也使得在學術或實務領域的研究或經驗統整較為困難。因此實務工作者、研究者及衛生政策制定者在分享或學習整合組織業者的整合經驗時，必須要先確認所討論的整合組織類型，以進行更確切的實務交流。

第二節　選擇整合組織結構類型的評估要素

在臺灣實施醫院總額預算支付制度下，擴充（expansion）策略似乎已成為近年醫院業者常用的經營策略，包括向基層醫師伸出合作之手、開發長期照護單位，或是不斷地擴充醫院基本服務以外的服務種類，如自費（如醫療美容）及非自費的高利潤服務（如洗腎中心），以「量」來創造組織營收及利潤。醫院業者熱衷的「擴充」策略，與「服務整合」策略的策略性結果不謀而合，最主要的原因在於兩者係以服務供應鏈作為開創組織生存的契機，因此不論是從業者角度擴充策略來增加組織生存機會，抑或是從民眾角度談整合性照護理念，在服務整合的行動上是相同的。在進行服務整合時，業者會歷經組織結構上的改變，即如上一小節中筆者所述的自建、併購、合資及契約夥伴等之組織結構改變。因此，究竟要以何種組織結構來建構整合組織，便是醫療業者必須仔細考慮的。

當醫療業者欲進行組織整合而進行組織結構評估時，則必須對其目標市場進行詳細的評估，包括目標市場對服務的需求，以及目標市場中現有的醫療資源供應狀態。了解目標市場對服務的需求主要目的在於確認市場中「服務需求的足夠性」；而確認目標市場中現有的醫療資源供應狀態，主要在於確認現有市場中「供應面的充足性」。供需面確實評估，醫療業者才能確保其未來投資（即服務擴充或服務整合程度）是否合宜，並確定具有一定的回收報酬率【6】。

再者，評估應採取何種組織結構來建構整合組織——自建、併購、夥伴合資，或是契約等模式時，可從兩方面來思維：一爲業者本身的組織資源（organization resource），另一爲組織外在的市場趨勢（market evaluation）【7】。利用自建或併購模式來發展服務整合是有一定的困難性，因爲業者必須要確認是否具備新服務的知識與能力，更重要的是在資金、人力、廠房空間或儀器設備等資源方面的投入。在採用自建或併購的整合結構模式時，業者必須要考量新服務線與現有服務線是否存在範疇經濟[3]（economies of scope）及經濟規模，以確保業者具有一定的市場競爭能力。當然，採用自建或併購的整合結構，業者通常已在市場地位中具有領導者的角色，包括業者於現有市場上已有較高的市場占有率，以及業者的名聲與形象良好，如此才能確保業者在新服務線上獲得一定的客源，降低客源不足的風險。當然，足夠客源是來自於市場需求量，市場需求的成長空間也必須同時考量。另外，同時在評估現有市場競爭者競爭力之外，潛在競爭者進入障礙難易亦須評估，這是因爲當消費者需求強烈及服務利潤很高時，低的進入障礙且低投入成本將使得新業者湧進市場來瓜分利得。

當以合資或契約結盟模式進行組織整合時，最需要考慮的重點在於選擇適合的夥伴。一般來說，以合資或契約方式來進行組織整合，通常是因爲業者本身的資源較爲不足，包括時間、人力、知識、技術經驗，或是資本；亦可能因爲外部因素，如市場已飽和、已有友好的合作夥伴，或是市場中已存在相當知名的業者等等。契約式整合組織即爲學理上所說的虛擬組織，是2000年後美國業者較爲偏好的組織整合方式【9】，因爲該類

---

[3] 範疇經濟（economies of scope）係指企業經營多項產業或多項產品（服務）市場時，不需耗用太多成本便能將某一項事業或產品（服務）所發展出來的能力，移轉至其他新事業或新產品（服務）上【8】。

整合組織有其獨特的優點，包括：(1)可加速組織再造利益，由成本、品質、服務及速度等方面來獲取戲劇性的改善；(2)藉由業者夥伴合作，可以快速習得較佳的科技技術及執行能力來獲得競爭優勢；(3)可以避免因獨自籌資發展新服務而產生可能的營運風險；(4)業者可集中資源專注於原本的核心事業滿足既有市場顧客的需求，而不需要花費太多的精力於非專門的領域（可由業者夥伴來完成）。舉例來說，美國CJW醫學中心助理執行長Smith曾說，CJW醫學中心將本身事業定位於急性醫院住院照護服務，但他們並不具備長期照護市場經營的知識與技巧，因此該醫院當局選擇集中資源在急性照護經營上，而對於需要居家照護的病患，該醫院當局則與市場中現有的居家照護機構進行簽約合作，以共同促成病患照護的連續性；(5)因爲藉由契約式整合關係，可降低業者將資本投資在非核心功能部門，因此可增加業者自身核心服務的資本運用；(6)業者可透過規模經濟降低自身成本壓力，因此降低了作業成本及增加競爭優勢；(7)由於外在環境，如市場、競爭、政府法令、財務及科技等對業者經營影響甚鉅，因此契約式整合組織建構將會降低業者在獨立投資時的風險；(8)維持業者的經營自主性。

在高退出障礙情境下，醫療業者也常考慮將現有資產做部分轉型來再創新的服務企機。退出障礙（exit barrier）係指當業者發現自身已經無法在收益上達到一定的競爭力、市場中已有相當強勢競爭對手（已具有相當的市場占有率），或是市場已達產能過剩（供多於求）時，但仍只能選擇繼續留在該業界中，此時業者就會選擇將現有服務進行轉型，而不是直接退出該業界。造成退出障礙的因素包括資產專用性（係指只有在某一特定事業或地區中才有價值的資產）、高退出固定成本（如勞工遣散費、儀器設備費用）、高策略性相依關係（指旗下的事業單位或服務單位的相依關係，如共用設備）、高情緒障礙（員工反對業者退出產業），以及政府與社會的限制等等【8】。業者將現有部分服務進行轉型，也是邁向組織整合之路的方法。舉例來說，一些經營不佳的急性醫院業者，將其產能過剩的急性病床轉型為慢性病床來投入長期照護領域，這種模式常見於經營較不佳的公立醫院或小型社區醫院；這樣的轉型方式也使得這些業者號稱自己是邁向整合組織的先鋒者。另外，一些小型醫院也可能因為急性住院照護服務使用率偏低，而進行住院資產撤資，只留下門診醫療部分，即轉型為診所。

第三節　建構整合組織的夥伴選擇

醫療業者在進行組織整合時，常會進行業者夥伴的選擇。業者夥伴選擇不只應用於契約式整合組織建構，更可作為業者在合併、收購或合資時的對象挑選參考。在進行業者夥伴選擇時，可從以下各步驟為之【10】：

一、確實了解現有市場同業

業者常常無法確實地掌握現有市場同業，包括對競爭者及非競爭者的真正動態。因此，如果業者間欲進行整合時，必須要先清楚地認識其他業者的使命、目標、任務及其所面臨的環境機會及威脅。再者，業者間整合的最大阻礙因素之一，即是業者擔心夥伴成長會對自身造成威脅，換句話說，業者害怕夥伴將取代自身組織地位而造成病患流失。因此在進行業者夥伴間整合時，信任與承諾則成為業者間合作的必要條件。信任與承諾使得業者夥伴在合作過程中不會臨陣脫逃，並可信守承諾，來共同完成及配合所簽訂的契約條款。一般來說，夥伴的選擇必須要考慮的基本原則有相互依賴性、互補性、相容性及變通性。

相互依賴性（mutual dependency）是選擇夥伴時的最基本議題，也是業者間相互合作／整合的必要條件。如果業者間並無相互依賴的必要性，則便無動機來建立長遠關係。業者間的相互依賴性強調彼此對整合運作的貢獻度，強調業者間「雙向」交流的必要性，並避免業者間以「單向」目的或投機心理參與整合。舉例來說，醫院與基層開業醫師、或醫院間的轉介病患，必須要以雙向交流爲前提，以促進業者間整合的意願（見圖16）。

互補性（complementarity）係指業者們所提供的服務是彼此有區別性的，甚至有截長補短、互補的特性，因此業者間可以藉由整合／合作資源，來創造出新的服務價值並掌握市場，資源互補（resource complementarity）及策略性使命互補（strategic mission complementarity）則爲兩種常見的業者間互補模式。

對於整合組織來說，**臨床服務資源互補**即爲資源互補的一種模式，此亦爲行銷學所說的通路／配銷（distribution）概念，也就是業者希望藉由目標顧客的需求下，來結合的服務夥伴類型及數目。以通路密度（distribution intensity）爲分類依據，則通路可分爲三種——密集性（intensive）、選擇性（selective）以及獨家性（exclusive）通路【11】。密集性通路屬於全面舖貨，目的在於讓消費者處處可以買得到產品，以便消費者因需要而想要購買產品時，就可以馬上取得，如口香糖、飲料等等；而將此概念應用於醫療業時，基層照護醫師（primary care physicians）則扮演密集性通路功能，以作爲民眾的健康守護神。選擇性通路在於重點式地選擇一些銷售能力強與銷售業績佳、可配合的通路（中間商），通常適用於價格稍微昂貴、購買頻率不高、產品壽命稍長，且具有品牌偏好的產品，如家用電腦、音響設備等等；而醫療業中的專科醫師（specialists）即是屬於此種。獨家性通路係指在特定區域（市場）內，只提供非常有限的據點，專門銷售一些特殊品，如高級服飾精品、高級進口車等等；而醫療業中的高科技醫療照護醫學中心（如提供加護、移植、燒傷、重症等治療服務）即屬於此種通路（圖17）。

A. 醫療機構轉介關係選擇模式：以基層開業醫師與醫院為例

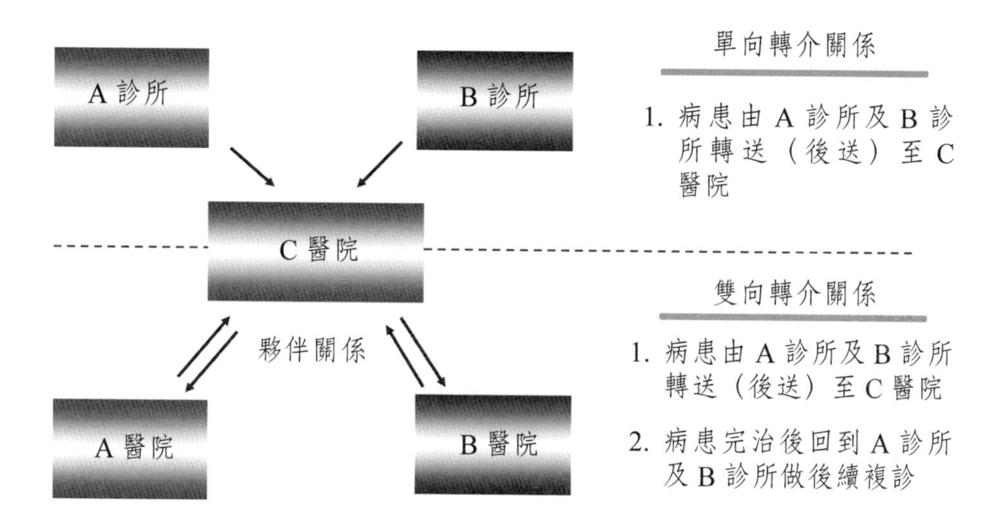

B. 醫療機構轉介關係選擇模式：以醫院間為例

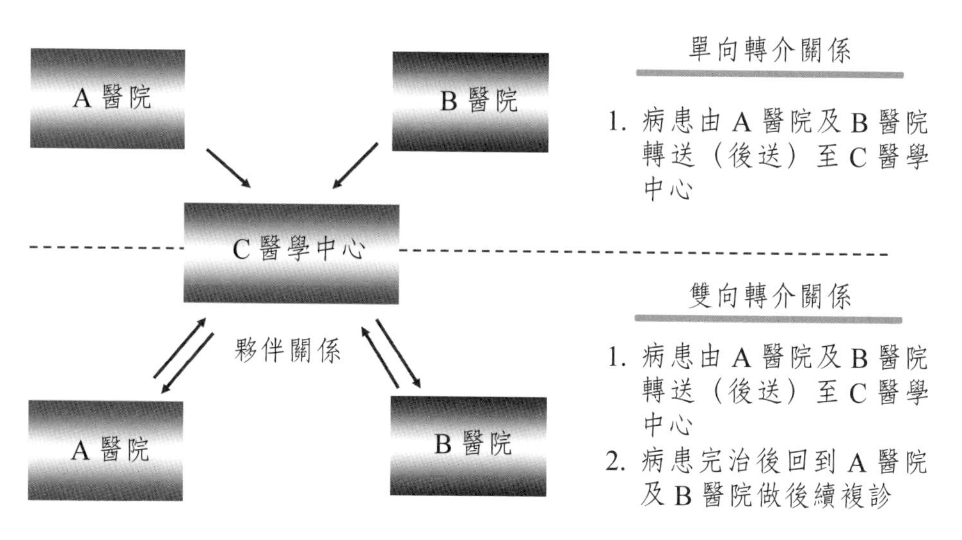

圖16　醫療業者間的相互依賴關係模式

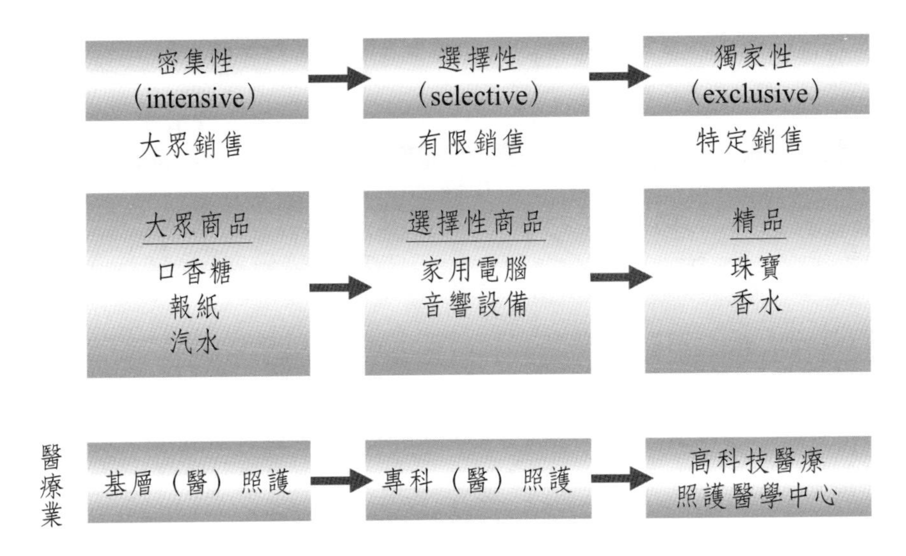

圖17　以通路概念說明整合組織之臨床服務資源互補性

資料來源：改編自Berkowitz, E.N. (1996). Essentials of Health Care Marketing. An Aspen Publiscation. p.260.

對於整合組織來說，臨床服務的互補性通常是啓動業者間整合的重要動機，也是確保整合過程中在經營運作流暢性及建立彼此信任的關鍵因素。在整合組織的成立或規劃初期，對於臨床服務組合的互補性可以在一開始的夥伴選擇時便加以考量，以便在整合過程中將各業者夥伴依臨床資源、（核心）能力等做程度上的調整。整合過程中的臨床服務規劃將於第六章做更詳細的討論。

策略性使命互補（strategic mission complementarity）亦是尋求夥伴時的重要指標之一。很多同等級醫療業者間無法密切整合或進行合作，最主要的原因在於他們的經營策略太過相似，進而常爲市場上的競爭者。對於整合組織業者來說，夥伴間應該發展出互補性的目標策略，以幫助夥伴發展各自特色，進而促成業者間的整合行動，來同時對共同的目標市場提供最完整的服務。舉例來說，醫院業者可以利用不同的經營策略來發展自身的優勢，如以產品優勢（product advantage）強調品牌策略，即業者具有獨特的科技能力或是臨床專業權威的競爭優勢，這種優勢並不是每個業者都能夠創造的，這是因爲產品優勢策略需要投入相當的財力來引進新的醫療科技及培訓人才，因此醫學中心較屬於此種策略下的產物。市場優勢（market advantage）又稱爲集中化策略，係指業者不以提供大眾化的服務爲訴求，而是針對特定市場服務需求來創造服務商機，如專科醫院以特定「專科」服務，或是以地理區域作爲市場區隔的「社區型」醫院即屬於此種策略下的產物。成本優勢（cost advantage）係指業者以基本的預防、保健服務作爲服務主軸，如家庭醫師，該類業者則是以較低的醫療成本花費來作爲民眾健康的守護者（gatekeeper）；當然，成本優勢亦可從運作效率、費用控制、經驗學習，以及外界捐助來達到訴求，並與價格策略做一結合以獲取更多的客源【12】。

互補性意味著整合組織內部成員間可能存在的差異性，這種差異性可幫助成員間互通有無，以增加彼此成員對整體組織的貢獻與存在的價值；但成員間存在的互補／差異性，也同時需要具備某種程度的相容性才能運作。相容性（compatible）強調業者間的「適合性」、「共處性」。如果「互補性」指的是將整合組織成員找齊（get together），那麼「相容性」談的便是如何將整合組織內的成員發掘共同合作（work together）的契機。相容性議題最常圍繞在組織的目標、文化、管理及政策等方面，甚至是硬體方面（如電腦系統）的相容性。以組織目標的相容性爲例，美國最有名的例子應屬於Penn State Geisinger Health System 組織整合失敗案例【13】。在Geisinger Health System與Hershey Medical Center 整併前，雙方的確仔細地評估了各自的使命說明書，確認雙方皆強調教學、研究及醫療服務的共同性；然兩者的使命優先順序是不同的：Geisinger醫院強調以病患醫療服務爲主，教學及研究爲輔；Hershey醫院則強調以教學及研究爲主，病患醫療服務爲輔。雖然看似相同的使命目標，但因爲兩家醫院所強調的重點順序是不同的，因此整合後，合聘於兩院區的醫師們在認知上產生相當大的衝突——而這些差異應該在業者間進行整合前就該討論清楚，並以書面或非書面紀錄作爲依據，以降低整合後可能產生的運作衝突。

變通性亦爲建構整合組織時夥伴選擇的重要考量依據。變通性（flexible）係指業者組織架構的靈活及變通性，即可隨整合組織整體或成員間的需要來作架構上的調整，包括企業基礎建設，如一般管理、會計、財務、法律支援、政府關係、人力資源、技術發展、資訊等支援性結構，以及一線醫療服務運作流程等等，皆應有其變通的能力，以強化後續組織整合的可能性。

二、先以非正式夥伴關係進行合作，以作為日後考慮正式整合關係的參考

對於走進門尋求合作／整合的夥伴業者，立即採取正式簽約合作，可能對長久合作關係的建立並無多大的助益。雖然常言「多一個朋友便是少一個敵人（競爭者）」，但對於組織整合來說，不同的組織通常有其不同的需求與考量，盲目地尋求夥伴或接受夥伴常常只會導致一盤散沙的窘境，而無法產生團隊合作之綜效。因此，業者間進行正式結構關係的整合行動之前，可先藉由非正式的合作關係先進行交流，除可促進業者間彼此相互了解的機會外，亦可評估雙方在醫療服務交流時的確切需求，例如病患轉介量的多寡。另外，先藉由業者間非正式的互動，也可與夥伴內部的員工進行互動，進而了解雙方組織眞實的目標、使命、願景及文化。

三、員工參與（involve the staff）

因爲組織內部員工通常是最了解該機構每天實際運作細節的人，因此，當業者欲與其他醫療業者進行整合時，除了業者雙方的高階主管進行

決策運作之外，適時地讓業者雙方內部的臨床人員及行政人員參與（包括評估及建議），亦是進行業者間整合的必要過程。嘗試聽取基層員工的聲音，將有助於高階主管評估參考。

四、針對彼此的特定目標、量測指標、過程評估及必要的解約情況達成協定

業者合作／整合前必須達成雙方運作上的共識，尤其是對於所須達成的目標及特定績效（效能），都必須清楚地詳列於合約或協定裡。另外，業者間的例行評估（regular evaluation）及聯合評估（joint assessment）時間亦必須設定（例如以月、季或年），如此可以確認合作／整合關係的績效，亦可建立透明化關係及信任感。

合作／整合時期及其終止情況亦需於合約或協定中清楚說明。合作終止主要協助業者雙方在預期目標無法達到時的解約機制，事先明訂解約機制可以降低業者間於合作關係終止後的疏離感或敵對。合作／整合關係終止在實務界時有所見，然而合作／整合關係的結束並不意味著日後關係的決裂。INOVA健康照護體系[4]總裁Knox Singleton指出曾與基層開業醫師解除合作關係經驗，指出當雙方在所訂立的目標無法藉由整合行動來達成時，則必須要採取整合夥伴的解約行動；即使如此，INOVA健康照護系統總部仍然繼續與這些基層開業醫師維持良好的互動關係，包括定期到這些已解約的基層開業醫師診所走動，協助這些基層醫師在經營管理上所需要的知識與技巧。Singleton特別強調當業者的整合關係終止時，仍然必須維持很好的朋友關係。Singleton 說：「整合關係的解除並不意味合作關係的結束，這與一般我們男女關係結束時常用的『離異』、『分手』、

[4] 該體系詳細訊息請見：www.inova.com。

『離婚』譬喻是不同的。」——因爲業者間的互動並不一定要以正式的結構關係存在；有時候非正式關係互動在經營管理上亦扮演著極重要的角色。

五、針對特定任務及工作流程進行規劃

業者間在進行夥伴合作／整合時，必須對下述項目作事先的規劃與安排，以避免合作／整合流於不切實際、無法執行、或是執行後無法達成預期效益的窘境，包括：(1)需轉介的病患特色；(2)轉介過程（referral process），由誰（如醫師或專員等）來進行？彼此負責轉介病患的對口單位爲何？以書面或電話口頭方式來進行轉介告知？院外追蹤責任歸屬等議題；(3)病患資料／報告機制（reporting mechanisms），即病患轉介時的相關資料，包括行政及醫療報告等，應如何傳送及進行資訊共享等議題；(4)業者雙方對轉介病患的職責及責任歸屬；(5)業者雙方的溝通機制，例如，聯合雙方機構內院訊等進行彼此資訊流通。

六、釐清職權、責任中心及其相對應的責任

業者雙方都必須要設有該合作／整合關係的負責人，以協助清楚地界定雙方內部員工在整合過程中所須扮演的角色及職權。雙方的負責人，即連絡員（liaisons）應針對病患所需的行政及臨床服務來提供完整的轉介機制。舉例來說，醫院業者成立專責的轉診中心，以專人來幫助病患作轉院服務，包括掛號、病患資料傳輸，以及批價等等標準作業流程。當然，在提供服務整合的同時，尤其在跨業者間的醫療服務合作方面，雙方醫護人員對病患醫療照護品質及病患安全問題的責任歸屬，都須事先進行妥善的規劃。

七、預期的衝突

與其他醫療業者進行整合時，亦須考量各個醫療業者間具有不同的臨床服務專長，因此業者可能會選擇性地與多家醫療業者進行不同服務項目的整合。另外，與多家業者行服務整合的另一個考量在於地理位置的優勢，也就是說，業者希望在提供民眾優質的健康及醫療照護服務的同時，也可以藉由擴大執業地點來提高醫療服務的可近性，提升民眾的就醫便利性；甚至希望藉由地理位置的分散，可以擴大業者服務的版圖，獲取更多的轉介病患來提高服務量，同時降低業者間的同質競爭。因此，當業者欲與兩家以上的業者進行服務整合時，則必須先了解所有業者夥伴的目標市場重疊性，以及服務同質性，同時，業者間合作關係必須要透明化，以避免日後發生競爭性的合約衝突。

「競爭性合約衝突」是常見的合作性衝突，發生於當（欲）整合的夥伴同時與多業者具有合作關係時；換言之，當業者在進行與某一業者夥伴進行整合時，同時也必須了解對方是否也與其他同業具有合作關係。多重合作關係可能是造成業者間合作／整合日後的衝突來源之一，這樣的案例在醫療業是相當常見的。假如業者與其他業者間具有多重合作關係時，則必須於簽約時針對不同合作關係提出討論及處理，甚至可加入非競爭條款（non-competition clauses）因應。

八、溝通及公開化

業者間的合作／整合關係應該要公開化（publicize），包括對內部員工、對外界組織，以及對消費大眾的宣導等。舉例來說，美國CJW醫學中心高階長官爲了讓合併的兩家醫院[5]內部員工及消費者了解整合舉動，主

5 CJW醫學中心之前身係爲美國維吉尼亞州首都里特蒙（Richmond）城市中的兩家醫院合併而形成。

動告知內部所有員工，並讓員工表達其關心、看法或疑問，以促進兩家醫院內部員工的合作與整合運作。另外，爲了讓消費者了解組織整合所能帶給消費者的利益，亦可善用行銷手法，如院訊、媒體、實體招牌懸掛等方式，以使民眾了解業者間的合作／整合關係。

九、正確地及公平地規劃雙方財務結構

假如業者雙方的合作涉及財務（financial exchange），則必須對所合作／整合的服務項目進行清楚地及正確的財務狀況記載，包括可能高出的成本花費、不如預期的服務利用率（高或低）、或法律及財務義務等等訊息。清楚地記載有關業者雙方的財務狀況可促進後續的合作互動。

除了上述的夥伴整合要點外，一個整合組織形成的可行性亦需要多方面來評估及促成，包括法律基本限制（如公立組織的法規限制）、雙方領導者與員工合作意願、資金來源及政府關係等等。

第四節　體系式整合組織 vs. 組織網絡式整合組織：何者優之？

上個世紀末整合風潮，帶給美國醫療業者在經營策略上的突破。在美國整合組織概念開始蓬勃發展初期，一般業者常以所謂的體系式結構方式來建立，即以自建、收購或合併等「單一資產所有權」的方式來爲之，因此可常見醫院業者自建／附設居家照護單位、成立分院、收購經營不佳的同業者、收購基層開業醫師資產，或是與保險業者進行合併資產等等。

但自1990年代後期（大約是1995-1996年之後），從美國週、雙週或月出版的國際醫管期刊或雜誌報導中，不難發現很多實務工作者紛紛指出整合組織經營時所面臨的難題，甚至已經瀕臨解散的命運，如合併案破裂、資產出售、醫院業者解散其附設單位（如基層醫師、長期照護單位或

保險業者）而重回原來所經營的服務項目。

對大多數的醫療業者來說，整合確實可能提供民眾較佳服務的機會，也確實可能發揮了經營上的效益；但是在另一方面，部分業者也發現一項事實——不是所有整合組織都可如預期般地發揮效益！甚至，在二十一世紀初期，美國醫療業者開始盛傳著——「整合組織時代已經結束了！」、「整合組織已經開始『崩盤』（disintegrated）了！」等說法。這也使得醫療實務工作者及學術研究者開始探討爲什麼組織整合之路會是如此地困難【14，15】。

醫療業者可能對整合組織的「崩盤」一詞產生誤解，以爲這是業者已經放棄爲民眾提供整合性照護服務了；但必須注意，美國醫療業者並未放棄對民眾提供連續性、無隙的照護（seamless），而是思考應以何種結構方式來進行整合。舉例來說，當時美國醫院業者嘗試改以「契約合作關係」來整合民眾所需的健康及醫療照護服務，例如以契約關係來與社區中居家照護機構、保險公司或基層開業醫師等來建立合作關係；或是甚至在不需要簽訂任何法律合約下，業者間也是能夠建立互動關係來維持連續性照護服務【9】。換句話說，在「一個屋簷下」自創或擁有所有的服務（產品），也就是利用單一所有權所產生的體系式整合組織，是否眞的是最佳的整合組織結構模式，此論點開始受到很多醫療業者的質疑。

以一個簡單例子來思考：假設某一急性照護A醫院自建（附設）護理之家，但因爲過高的固定成本費用、不充足的住民，以及缺乏對長期照護專業管理的知識及技巧下，便可能使得所增設的長期照護單位無法達到一定的效益；而在這種情況下，也許A醫院可改採契約合作的方式，或是以非正式的口頭協定與社區護理之家來合作即可。如此一來，A醫院不但可以繼續提供民眾所需的整合性照護服務，亦可以將精力重新回歸到其原本的核心能力。美國CJW醫學中心的助理執行長Smith從該機構的親身經歷獲得證明。Smith指出，CJW醫學中心曾經附設過長期照護單位；但是當美國支付方式改變時（即從原來的論量計酬轉為論人計酬），在單位間無法達成轉介共識，以及缺乏長期照護的管理知識與技巧等情況下，最終關閉其長期照護單位。當CJW醫學中心病患需要長期照護服務時，只要簡單地口頭告知社區機構業者，便可以很快地將病患進行轉介。另外，在訪問INOVA健康照護體系時，總裁Singleton也道出類似的經驗。Singleton指出，INOVA在2001年6月時釋出擁有多年主雇關係的基層醫師，而改與非正式合作關係來與這些基層醫師維持互動。INOVA之所以釋出基層醫師的最主要原因，在於在聘雇式的整合關係下，很多醫師缺乏執業動機，包括不積極接受病患看診預約等。Singleton更指出，當改以非正式關係來執行連續性照護的理念後，這些舊有同事（基層醫師）不但維持著良好的營運關係，且彼此的營運績效開始呈現正向的成長。

「集中式照護工廠」（focused health care factories）概念來自於「集中式工廠」（focused factories）一詞【16】。「集中式工廠」一詞在1974年由Wickham Skinner教授於哈佛企業評論中提出。Skinner教授對當時美國製造業所秉持的「非集中式、大眾化」（unfocused，everything for everyone）工廠經營理念，提供另一個經營的思維。Skinner教授指出一家企業不見得需要在一個屋簷下做所有的事情，他建議業者可以嘗試集中火力在可以產生高附加價值服務上，而把其餘低附加價值的服務，以契約方式來委託其他業者完成（外包）。「集中式的照護工廠」強調分散服務生產的價值供應鏈（dispersed value chain），而繼美國醫療業者過去所強調的體系式整合組織思維後，「集中式照護工廠」概念也慢慢為醫療業者所接受，換句話說，醫療業者嘗試只投注在自己所熟知的核心服務上，而將其他服務供應鏈上的服務角色，以契約、合資等方式來與其他更專業的業者合作，以共同為民眾提供整合性照護服務，即以組織網絡式整合組織方式為之。因此，醫院業者恢復其傳統策略，只專注原有的急性照護專長，新增、擴充或加強急性照護相關的服務線，如發展次專科、加強重症照護品質、加強急性照護設施，以及期許自身卓越（Center of Excellence）角色來努力，在考量病患在其專業領域中的需求，來進行求新、求好，以吸引更多的雇主與民眾【17】。

總結

整合組織以「病患或消費者」爲核心的概念應運而生。除了創造屬於病患或消費者的健康及醫療照護空間，醫療業者必須思維如何藉由體系結構、契約式結構，甚或只需要非正式的口頭協定關係，來即時提供全人化、無隙的健康及醫療照護服務。這也是醫療業者在創造民眾所需的健康及醫療服務整合時的最重要價值所在。

在本章介紹了多種業者可進行的組織整合方式，包括自建、併購、接管、合資及契約等等之正式結構關係。然當業者們正在深思以何種結構關係來邁入整合之路時，必須要注意當自稱爲整合組織的同時時，個別組織概念便應該消失；取而代之的是以整合組織的整體使命及目標作爲依歸，也就是以生命共同體的目標存在——這樣的概念同時適用在體系式或組織網絡式整合組織。只有當整合組織旗下成員（即子機構、科／部門或服務線）間做最好的協調及合作，才是整合組織成功的密訣。

當然，不同的結構所形成的整合組織會面臨到不同的挑戰，舉例來說，自建式整合體系對於共享資訊系統、統一品牌行銷、使命目標及文化的相容性等議題都是較容易處理的；但是對於以合併、收購、接管或契約方式所進行的整合業者來說，既存的成員異質性將使得業者邁向整合之路時面臨重重的挑戰。對於任何整合組織來說，不管臨床照護設計、財務規劃、人力資源規劃、領導、認同感及溝通等議題，都會因爲組織規模的擴大，而須進一步地系統規劃或是進行重整。這些議題將於接下來的各章節中分別探討。

參考文獻

【1】APA Practitioner's Toolbox Series. (1996). Developing an Integrated Delivery System: Organizing a Seamless System of Care. American Psychological Association.

【2】Kaluzny, A.D., Zuckerman, S.H., & Rabiner, D.J. (1998). Inter-organizational Factors Affecting the Delivery of Primary Care to Older Americans. Health Services Research, 33(2 Pt II), 381-401.

【3】Pallarito, K. (1996). Virtual Healthcare--Linking Firms to Form All-Star Teams. Modern Healthcare, 26(12), 42-44, 46-47.

【4】Nauenberg, E., & Brewer, C.S. (2000). Surveying Hospital Network Structure in New York State: How are They Structured? Health Care Management Review, 25(3), 67-79.

【5】Shortell, S.M., Gillies, R.R., Anderson, D.A., Mitchell, J.B., & Morgan, K.L. (1993). Creating Organized Delivery Systems: The Barriers and Facilitators." Hospital and Health Services Administration, 38(4), 447-466.

【6】Cerne, F. (1993). Sizing Up Pennsylvania. Geisinger Aims to Reshape its Delivery System. Hospitals & Health Networks, 67(17), 52, 54.

【7】Lifton, J.G. (1996). Assessing Options for Developing the Continuum of Care. Healthcare Financial Management, 50(10), 38-40.

【8】Hitt, M.A., Ireland, R.D., & Hoskisson, R.E. (1997). Strategic Management: Competitiveness and Globalization. West Publishing Company.

【9】Bazzoli, G.J., Shortell, S.M., Ciliberto, F., Kralovec, P.D., & Dubbs, N.L. (2001). Tracking the Changing Provider Landscape: Implications for

Health Policy and Practice. Health Affairs (Millwood), 20(6), 188-196.

【10】Terrill, T.E., & Evashwick, C.J. (1987). Structure and Organization. In C.J., Evashwick, & L.J., Weiss (Eds.). Managing the Continuum of Care. Aspen publishers, Inc.

【11】Berkowitz, E.N. (2010). Essentials of Health Care Marketing. 3rd Revised edition. Jones and Bartlett Publishers, Inc.

【12】MacStravic, S. (2000). Strategic Differentiation Becoming 'Watchword' for Health Care Organizations. Health Care Strategic Management, 18(8), 15-18.

【13】Lando, M. (2000). The Framework for a Successful Merger. Healthcare Executives, 15(3), 6-11.

【14】Egger, E. (2001). Changing Dynamics of Integrated Health Care Reports on Major Changes Over Five Years. Health Care Strategic Management, 19(2), 18-20.

【15】Shortell, S.M., Gillies, R.R., Anderson, D.A., Erickson, K.M., & Mitchell, J.B. (2000). Integrating Health Care Delivery. Health Forum Journal, 43(6), 35-39.

【16】Herzlinger, R.E. (1998). The Management Revolution in the U.S. Health Care Sector: Lessons from the U.S. Economy. Health Care Management Review, 23(3), 19-29.

【17】Dever, K.J., Brewster, L.R., & Casalino, L.P. (2003). Changes in Hospital Competitive Strategy: A New Medical Arms Race? Health Services Research, 38(1), 447-469.

第五章　統轄設計

章節大綱

整合組織業者在提供整合性照護服務時，其內部的行政管理結構必須同時兼具溝通及合作的功能，建立以病患爲核心的權威、責任及課責制度，進行成員間協商預算分配，並統一整合組織內部（例如員工或成員）及外部（社區、社會、一般大眾等）訊息發布；而這些運作皆有賴於統轄制度（governance）的建立【1】。統轄制度係指整合組織旗下成員（即利益關係人）彼此間的關係，用來決定與控制整合組織的策略方向與績效，以及決定所有成員間利益的優先順序，並可監控整合組織旗下多成員間所可能存在的利益衝突。因此，建立完整的統轄制度，將有助於整合組織業者在整合功能上的規劃及運作，並確保整合組織旗下成員的新角色及新責任可以完整發揮。一般來說，整合組織旗下成員間的統轄關係，最常以正式的法規及條款來明定出彼此互動關係，可從最簡單的工作說明書、跨成員間的轉診流程說明書，到跨成員間的部門結構等之正式組織圖來表示，以確認彼此成員間的互動關係，包括權力、責任及風險承擔等。

建立整合組織旗下成員間的統轄關係可以很簡單，只要成員彼此各有代表人位於對方的高階決策委員會席次上即可。舉例來說，當整合組織中有保險業及醫療單位，如基層診所、醫院業者時，則保險業者可以簡單地指派代表人席坐於醫療委員會中，來確保其在醫療委員會中的各種醫療決策事務之參與權，並確保醫療委員會所進行的醫療事務決策是同時兼顧各成員的利益【2】。當然，亦可以重新規劃建構整合組織的統轄結構，以協調整合組織中跨成員間的醫療及行政業務運作。

對於整合組織來說，建立「共享統轄制度」（shared governance）是必須的。建立共享統轄制度有三個重要的原因【3】：第一、健康照護是一種服務，而服務的不可分割性[1]強調服務地點與病患間的互動重要性，

---

[1] 服務的不可分割性係指服務的生產與消費是同時進行的，換句話說，顧客是服務產出過程的一分子。

換句話說，整合組織有賴於旗下各成員間互動互惠地來提供服務。因此老舊的片段式、各立門戶決策結構模式，在講究提供連續性照護、多成員價值的整合組織來說，是無法適用的；相反地，整合組織強調兼顧所有旗下成員需求、功能與責任，以生命共同體姿態出現。第二、醫療服務的提供是相當專業的，對於整合組織中所存在的不同服務供應鏈階段，如基層、急性、長期照護等，所需要的管理要求是不同的，因此在管理整合組織時，只單靠整合組織中的某一利益關係人，如單一醫院業者來主導整合組織旗下成員的所有運作；或是只單靠如基層開業醫師單方面的專業經驗或知識來思考其他成員的運作時，都將使得整合組織旗下成員間的協調機制可能僅側重於某一方的需求或利益，而將導致決策上的偏差。第三、整合組織業者必須要確實地體認在提供連續性照護服務的理念下，旗下單一成員是無法擁有、控制、或命令彼此。對於整合組織來說，消費者的需求及旗下各成員的需求，是必須同時被確認；而當整合組織中的成員一有改變（即退出或新進）時，在服務提供的動向或流程則必須要馬上作一補遞或分工。因此整合組織運作必須要存在一個共享統轄機制，以統一規劃整合組織內部成員的運作。

共享統轄制度係指整合組織旗下成員所做的每一件事，都必須要考慮其權屬性（ownership）、課責性（accountability）、夥伴關係（partnership）及公平性（equity）【3】。**權屬性**係指整合組織旗下成員皆是投資者，換句話說，每個成員對於所屬的整合組織皆有一份權力（authority）與責任（responsibility）。在權力行使與責任制度建立下，**課責性**係指對於每一個責任體都須設立一個衡量標準以確認其執行及活動結果，即過程指標（即做了什麼事）與結果指標（即做了這些事之後的成效），以及績效下所須承擔的賞罰結果。**夥伴關係**係指在整合組織旗下成員在共享統轄制度中必須要協商、溝通、互享，以達到所有成員享有公平的價值、利益與風險。另外，夥伴關係強調整合組織旗下成員亦必須要建立指標以監測其運作的績效。公平性係指在共享統轄制度中，整合組織旗下成員的利潤（盈餘）安排，必須要依所有成員的貢獻度來分配[2]，同時，各成員角色定位必須來自於「關係」的建立，而非「權威」階級（例如某成員是醫學中心，所以角色階級較高）。另外，成員間的衝突管理機制必須要同時建立，並且正確地評估所有成員的績效表現水準。

第一節　整合組織的統轄結構設計

從控制權（control）觀點來說，統轄制度可分爲集權（centralized）或分權（decentralized）兩種形式【4】。對於擁有多個成員（子機構、科／部門或服務線）的整合組織來說，到底統轄制度應該以集權或分權的方式爲之，是最常被討論的議題。**集權**係指整合組織成立單一總部／總委員會（single cooperate board），而單一總部／總委員會是整合組織中大小事務處理的唯一及最終的決策制定點。在集權模式下，總委員會下通常設有諮詢委員會／管理中心（advisory body）爲幕僚單位，以輔助總部決策制定。幕僚單位只是扮演協助的角色，適時地提供總部在制定決策時所需要的訊息及建議，並可隨時接受總部的諮詢。幕僚單位並無最終決策的制定權，但其所提供的訊息常爲總部制定決策的依據。

一般來說，整合組織的幕僚單位（人員）來源有二，其一係由任職於整合組織的子成員高階管理者所組成；這些高階管理者除了管理其各子成員平日業務外，亦適時地提供總部在制定決策時所需要的訊息及建議，以作爲整合組織總部在規劃整體運作時的決策依據（見圖18A）；另一幕僚單位（人員）組成來源係由任職於整合組織的子成員幕僚人員所組成，這些幕僚人員除了協助各子成員平日的幕僚業務外，亦需協助總部的行政業

2　請見第八章財務設計圖32範例。

務運作（見圖18B）。在集權統轄模式中，以幕僚人員來協助整個整合組織的運作，可以避免整合組織總部無法確切掌握各子成員個別需求之弊，以確保各子成員的利益。

(A) 集權模式：幕僚角色的介入方式一

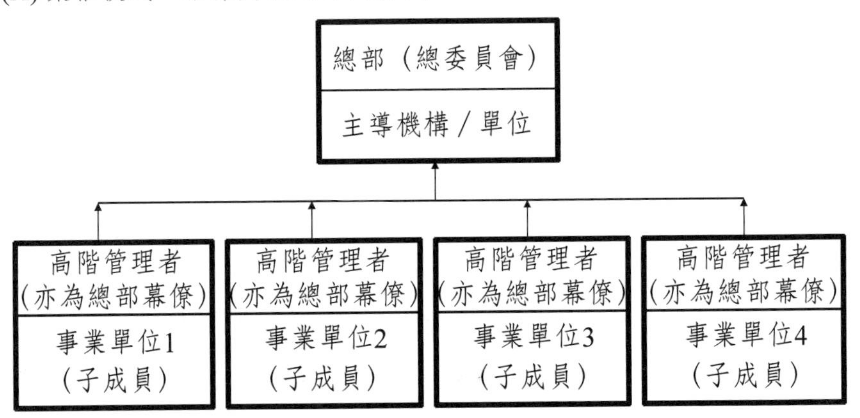

(B) 集權模式：幕僚角色的介入方式二

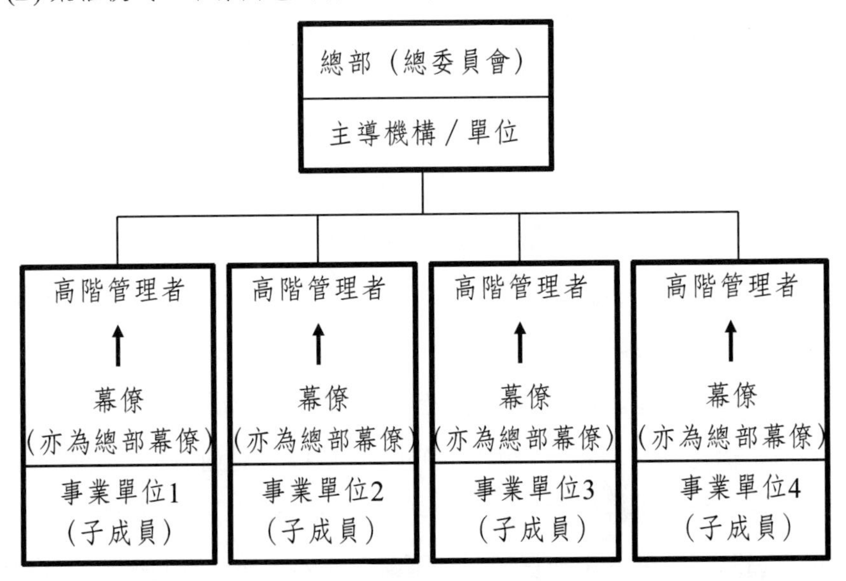

圖18　整合組織的集權統轄控制模式

資料來源：改編自Pointer, D.D., Alexander, J.A., & Zuckerman, H.S. (1995).【4】

分權是爲多層次統轄模式，係指整合組織擁有多層次的隸屬關係，此亦代表整合組織中權力，包括權威、功能及責任的分散（見圖19A）。對一個大規模整合組織來說，分權是具有優勢的，因爲藉由權力分級可使得整合組織有更大的敏感度，以了解及因應各子成員可能面臨的議題。然而，分權統轄制度亦有運作上的限制：第一、多層級的統轄結構可能強化子成員間的本位主義，因而誘導子成員太過追求自身利益，而忽略了整合組織的整體使命與目標，以致於阻礙整合組織的整體發展，因而使得整合組織空有整合之名而無整合之實。第二、在多層級統轄制度中，層層權力階級勢必要更多的人員參與，而這可能也造成整合組織在決策制定時，各級決策人員需要花費相當多的時間及精力在會議討論，因而造成整體運作效率不彰；另外，重要的文件資料傳閱，也會因爲多層階級存在而導致決策進行的緩慢。因此，對於規模較大的整合組織來說，實行分權統轄制度必須要有配套措施來維持其運作效率。

在分權統轄制度規劃上，子委員會組成結構則是另一個必須要考慮的重點。一般來說，可以三種方式來規劃整合組織的各子委員會：第一種方式是將整合組織旗下成員依法定組織體或單位體結構，來作爲規劃子委員會依據，如圖19A所示，換句話說，每個成員主體即爲整合組織中統轄制度的子委員體，這也是最簡單的統轄結構設計方式。此種方式下，所有成員可以保留自身的統轄制度，也可確保每一成員的參與性。而該種結構設計的優點在於可以保留所有成員的權力完整性，並考慮到所有成員的個別性。當然，當整合組織旗下成員增加（即規模增加）時，其子委員會的數目也會隨之增加。

在分權模式中，第二種規劃子委員會的方式稱爲策略群組（strategic group）模式，如圖19B所示。策略群組係指將提供相似服務的組織或單位群體視爲一個策略群組，舉例來說，「急性醫院」、「診所」、「長期照護機構／單位」分別代表一類策略群組。此種方式可以確保各種服務價值階段所存在的照護需求皆被兼顧。此種模式不會因爲整合組織旗下成員／單位增加，而造成子委員會數量增多。

第三種規劃子委員會的方式即是以市場／區域作爲區隔分類基準，如圖19C所示，此種方式適用於當整合組織旗下子成員分布於較廣的地理幅員時。市場／區域模式規劃是爲了區別及考量不同地區的民眾需求、競爭趨勢等環境因素下，所進行的子委員會規劃方式。

當然，當整合組織採用分權制時，如圖19A-C所顯示的二個統轄層級並不是整合組織唯一可用的分權制度設計，有時候當整合組織規模大時，便需要採用多層級分權模式設計，舉例來說，可先以區域別作爲分權的首要規劃點，來確保整合組織的各市場區域不同顧客需求，後繼以策略群組做次一層級的分權規劃，以顧及各服務供應鏈階段的專業性，再繼以各成員主體別來設立子委員會（如圖19D所示）。

(A) 分權模式：子委員會以法定組織體或單位體設計

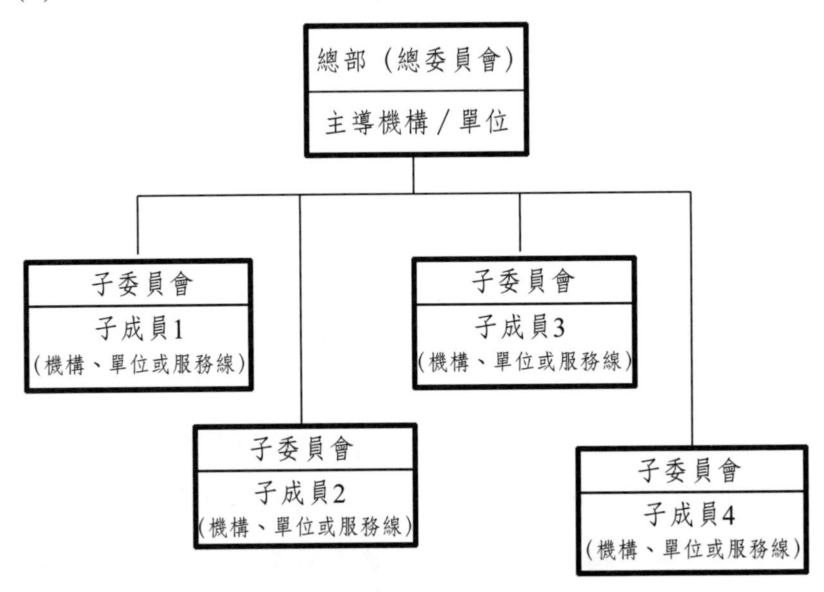

圖19 整合組織之分權統轄控制模式

(B) 分權模式：子委員會以策略群組別設計

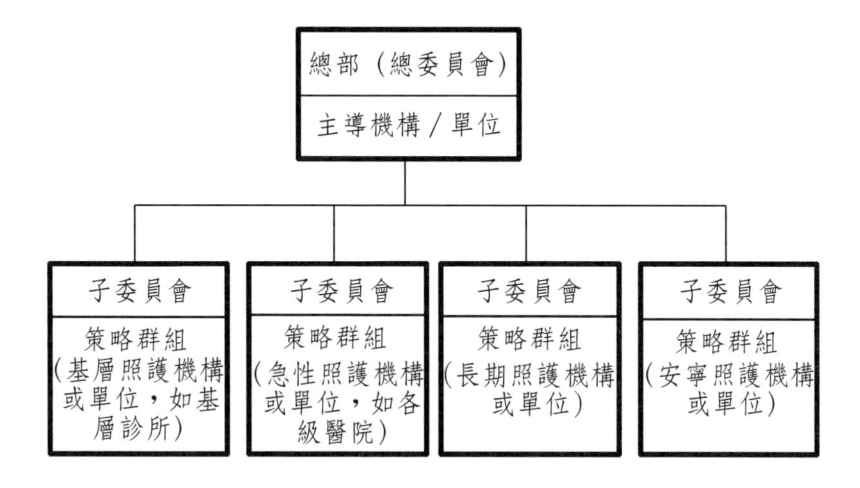

(C) 分權模式：子委員會以市場／區域設計

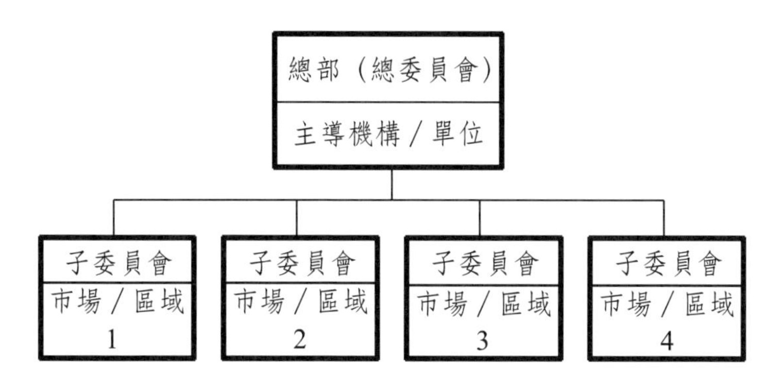

圖19　整合組織之分權統轄控制模式（續）

(D) 分權模式：子委員會同時以組織別、策略群組別，以及區域別設計

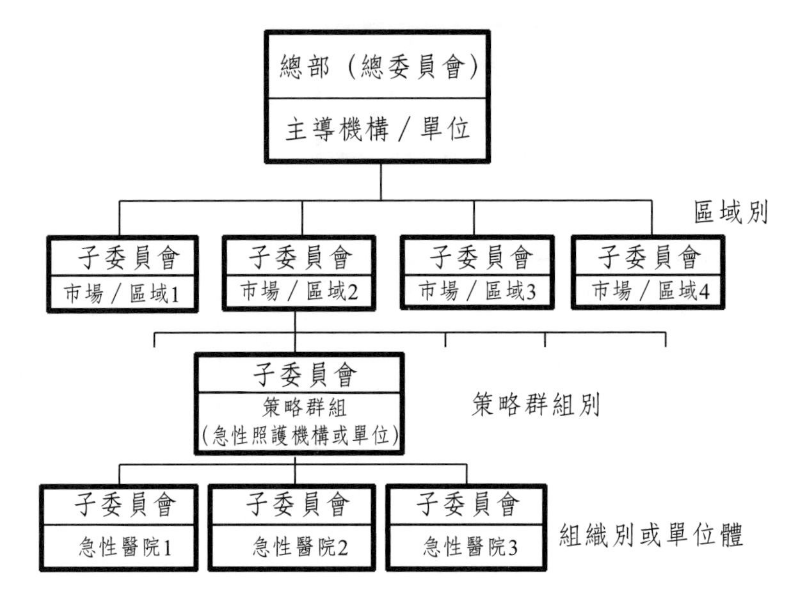

圖19　整合組織之分權統轄控制模式（續）

資料來源：改編自Pointer, D.D., Alexander, J.A., & Zuckerman, H.S. (1995).【4】

在分權制的統轄制度設計中，總部／總委員會與子委員會的職責與功能，可依整合組織中所處理的不同事務而進行分工。一般來說，總委員會與子委員會的職權角色分配可分爲四種方式：在第一種職權角色分配方式裡，整合組織決策權主要是落在總委員會（見圖20A），主要用於不因地域／市場、策略群組、組織等個別差異產生的公共事務規劃與決策，此類事務可以「標準化」程序進行規劃，例如統一採購、工程設計及興建等。總委員會利用統一規劃、招標、議價及簽約等事務性作業規範來處理，以增加整合組織整體的經濟效益及時效性。

在第二種職權角色分配方式裡，整合組織最終決策權仍是落於總委員會；但是與第一種決策方式不同之處，在於子委員會必須提出相關的建議

給總委員會，以利總委員會做最後決策制定（見圖20B），主要用於如當整合組織希望成立新服務線（如新成立醫學美容中心）時，則各子委員會需要根據各自市場狀況進行供需分析，來提供總部作最後的裁示。

在第三種職權角色分配方式裡，整合組織的決策權主要落於子委員會，而總委員會並不做任何的干預（見圖20C），例如各子委員會可在既有人事預算中來自行招募所需要的員工。而在第四種職權角色分配方式裡，整合組織的決策權雖爲子委員會所擁有，但亦必須經過總委員會的審核與評估（見圖20D）。

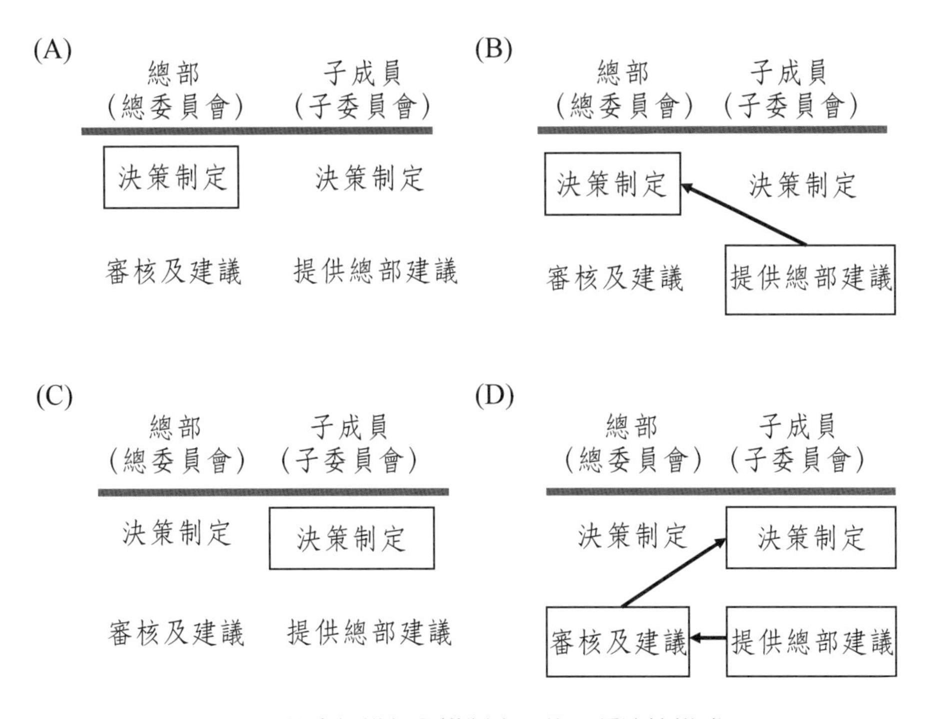

圖20　整合組織於分權制度下的四種決策模式

資料來源：改編自Pointer, D.D., Alexander, J.A., & Zuckerman, H.S. (1995).【4】

第二節　總部成員／總委員會的組成

不管集權或分權，總委員會依成員來源分類，可分爲代表性委員會（representative）與非代表性委員會（non-representative）兩種【4】。代表性委員會係指其委員會成員從整合組織旗下成員的管理階層或子委員會委員裡選出，因此從代表性委員即可了解整合組織旗下成員類型（即服務類型）（見圖21範例）。相反地，非代表性委員會的委員與整合組織旗下成員並無太大的相關性，換句話說，該類總委員會委員來源不見得是從整合組織旗下的成員遴選而來。實務運作上，總委員會的委員來源常是綜合

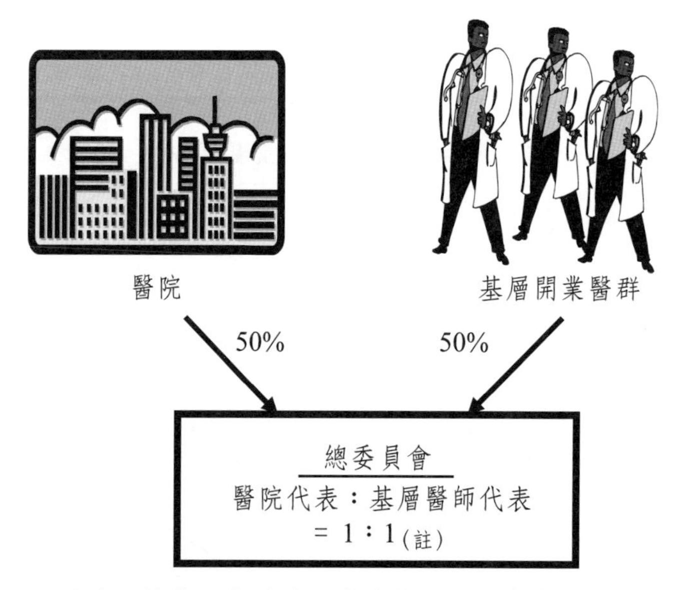

註：整合組織旗下成員於總委員會所占的席次，並無特定比例規定

圖21　代表性總委員會的委員組成範例

資料來源：改編自Mayer, T. (1997). Governance, Structure, and General Operations of Physician-Hospital Organizations. In Mayer, G.G., Barnett, A.E., & Brown, N.P. (Ed.) *Making Capitation Work: Clinical Operations in an Integrated Delivery System*. p. 8:7. An Aspen Publication.

上述兩種模式，因此要清楚地區分出總委員會類型是有些困難的，爲了便於分類，如果總委員會的委員有一半以上來自於整合組織旗下成員，則該總委員會稱爲代表性委員會；反之則爲非代表性委員會。除了委員來源不同外，代表性及非代表性委員會的相異點請見表4。

表4　總委員會類型比較

總委員會類型	代表性總委員會	非代表性總委員會
委員資格	必須從整合組織旗下成員選出	不一定從整合組織旗下成員選出
委員責任	為各自所代表的子委員會負責	為總委員會負責
與子委員會關係	連結	非連結
成員關係	為整合組織的利益關係人	為整合組織內部結構的一部分
規模	整合組織旗下成員增加時，則總委員會委員可能隨之增加	不隨整合組織旗下成員多寡而造成總委員會委員數改變

資料來源：改編自Pointer, D.D., Alexander, J.A., & Zuckerman, H.S. (1995).【4】

第三節　集權與分權，何者優之？

分權（decentralization）代表組織權力的責任分散，是組織管理的一種哲學思想。分權優點包括可較適切地處理資訊、提升決策品質、提高決策速度、培養員工管理知識與技能，以及提高員工動機及忠誠度等等【5】。然在分權優勢下，同時也須要了解分權制度下可能存在的限制，舉例來說，分權可能造成整合組織旗下成員（即子機構、科／部門或服務線）太過強調本位主義，忽略了組織整體的目標。因此，爲了避免這種情況的產生，高階管理者必須適時地確認整合組織旗下成員所發展出的目標，必須要跟隨整合組織整體方向，並以整體利益爲前提，而非只是考慮子成員自身利益而已。

分權的另一項風險，在於整合組織旗下成員可能不具備足夠的管理技能，因而造成在事務處理上無法發揮所預期的效益。舉例來說，臨床單位可能對外在環境掌握較不熟悉，包括健保支付趨勢或規定、競爭者狀況、行銷策略等。在這種情形之下，如果要求各臨床單位自行掌握環境脈動，反而會讓組織陷入另一種危機中。因此，組織在運用分權統轄制度設計時，必須謹慎地確認哪些任務可以進行分權或是必須要集中管理。當然，分權的實施在組織中必須同時有配套措施，以確保各單位間的一致性及協調性。

在整合組織的統轄制度設計中，到底應以集權或分權方式爲之，其實並無定論。整合組織的規模、子成員地理幅員分布、子成員間整合方式（例如自建、併購、合資、契約結合等等）、子成員所可能受限的法令規定（如公、私立、軍方等等），以及整合進程等因素，皆會影響整合組織的統轄制度設計【4】，這也正是管理所講求的「權變」[3]概念【6】。當然，整合組織的統轄設計中，集權與分權只是一種概念，代表一個組織體在處理事務時的職權、責任間分工方式。而究竟何種方式最好，則有待業者進一步去了解及測試，以找出最符合自身整合組織的最適化的統轄設計模式。

---

[3] 「權變」（contingency）爲近代管理理論在組織設計中常用的觀念。「權變」駁斥「四海皆準」的管理原則，強調管理應配合情境，如組織的外在環境，以及組織的文化、策略、規模、技術、人力及內部結構等差異，不斷地修正來反應現實，並達到最大的效益。「權變」有時亦被稱爲「情境」觀點。

總結

整合組織在統轄設計上，應成立一個總部（委員會）以整合及照顧旗下所有成員的利益，並代表它們對外來爭取及維護權益；對內亦須協助成員間進行有效的協商與溝通。換言之，整合組織必須要有單一的專責單位（如總部）來全權統籌對內協調，且一致對外發言與爭取權益，如此可避免整合組織可能因龐大組織科層結構，而導致整合組織整體運作上的無效率。至於在整合組織的統轄制度設計中，集權或分權方式皆有其優勢與限制，組織規模、子成員地理幅員分布、子成員間整合方式、子成員所可能受限的法令規定，以及整合進程等因素，皆會影響整合組織的統轄制度設計。

參考文獻

【1】Evashwick, C.J. (2001) The Continuum of Long-term Care. 2nd Revised edition. Delmar Cengage Learning.

【2】Longest, B.B. (1995). Health Professionals in Management. Chapter 7. Appleton & Lange: A Simon & Schuster Company.

【3】Porter-grady, T., Hawkins, M.A., & Parker, M.L. (1997). Whole-Systems Shared Governance: Architecture for Integration. Chapter 2. An Aspen Publication.

【4】Pointer, D.D., Alexander, J.A., & Zuckerman, H.S. (1995). Loosing the Gordian Knot of Governance in Integrated Healthcare Delivery Systems. Frontiers of Health Services Management, 11(3), 3-37.

【5】陳金淵、林妍如合譯，2002，醫療財務管理，第十一章，雙葉書廊。〔原著：Zelman, W.N., McCue, M.J., & Millikan, A.R. (1998). Financial Management of Health Care Organizations. Blackwell〕

【6】Egger, E. (1998). Getting Boards on Board a Major Challenge for Integrated Systems. Health Care Strategic Management, 16(12), 11.

第六章　臨床設計

章節大綱

健康及醫療照護服務是醫療機構的核心產品，也是消費者需求重心。醫療業者邁向整合的最終目的，係欲提供以「人」爲核心的整合性照護服務，此即爲整合組織的臨床服務設計規劃重點。

「整合」，係指將部分聚集成整體的過程，而「臨床服務整合」（clinical service integration）係指無隙服務（seamless service）概念，主要藉由兩個或兩個以上的專業機構、單位或服務線，一起爲案主（病患）提供所需要的服務；並透過協調與溝通的過程，來突破界線（boundary）的概念。臨床服務整合可以取代過去以機構爲導向的運作模式，強調整體運作、避免服務重複性，以減少資源浪費及強化目標市場（人口）健康【1-3】。若無法確實了解「服務整合」內涵時，則醫療業者便可能一再地重整組織架構，但卻仍猶如進入一個黑箱中，使得組織整合美意無法達到預期的效果。

因爲醫療業者有其既有的臨床服務線，因此當欲建構整合組織時，常常會遲疑或不願意重新規劃臨床服務的運作，僅作片斷或重複性的服務設計。因此，在探討臨床服務整合規劃時，本章首先指出業者進行臨床服務整合時常見的迷思，其次指出臨床服務整合的設計原則，並提出整合組織業者如何將其臨床服務進行特色規劃，以更符合民眾需求並創造競爭優勢。

第一節　臨床服務整合的迷思

整合組織業者在臨床服務整合設計時，常犯了一些錯誤，因此使得整合組織空有其名而無整合之實，以下列舉常見的錯誤臨床服務整合設計【4-5】：

一、零散片段的臨床服務設計（fragmentation）

整合組織旗下成員常因位於不同的區域或地點、擁有不同目標市場、或是成員間缺乏聯繫協調性，以致於空有臨床服務整合之名，然成員的臨床服務仍呈現零散片段。

二、不連貫或中斷性的臨床服務設計（discontinuity）

整合組織旗下成員包含各種不同服務供應鏈階段的業者，因成員間缺乏良好的轉介系統，因此造成病患可能必須疲於奔命於不同成員間，以獲得所需的臨床照護服務，或是病患必須來回奔波各成員間，以取得他（她）的醫療及行政文件或報告。

三、遺漏或被忽略的臨床服務設計（neglect or indifference）

由於經費或人力資源有限，因此整合組織旗下成員可能會有意或無意地忽略掉無利潤可得的服務，以致於整合組織業者無法均衡地發展出眞正對民眾有益的照護服務。舉例來說，醫療業者對特定服務地區（如偏遠地區）、特定服務對象（如複雜、重症病患）或特定服務種類（如不具利潤的手術／治療，或健保給付不優渥的服務）不予以經營，因此造成民眾對特定服務的可近性降低（inaccessibility）。

四、重複性的臨床服務設計（duplication）

整合組織旗下成員有時會一窩蜂地提供「時尚」或容易執行的服務項目（例如較有利潤或病情狀況簡單的病患），因此使得整合組織整體的服務供給上產生服務重複（過度供給）的現象。

五、不一致性的臨床服務設計（inconsistency）

整合組織旗下成員在醫療專業自主的情況下，常常無法在服務品質上達成共識。

第二節　整合組織的臨床服務設計

如前所述，「臨床服務整合」係指無隙服務概念，主要藉由兩個或兩個以上的專業機構、單位或服務線，一起爲案主（病患）提供所需要的服務；並透過協調與溝通的過程，來突破界線的概念。臨床服務整合可以取代過去以機構爲導向的運作模式，強調整體運作、避免服務重複性，以減少資源浪費及強化目標市場（人口）健康【1-3】。而照護服務的協調與合作（coordination），可追溯至早期的公共衛生工作，包括社會福利部門的社工人員、心理治療個案工作者、或是公衛護士等。在1980年代晚期，因爲照護服務的合作及協調性特質，亦被視爲業者提供無隙服務的基礎，且被認爲有利於長期照護的發展。照護服務協調及合作性（care coordination），常與個案管理（case management）、疾病管理（disease management）等詞來互用，皆指根據病患的疾病，安排及管理病患所需的醫療資源，也就是業者在最適當的時間及地點，提供消費者最具成本效果的健康及醫療照護服務【6】。也因爲如此，個案管理、照護指引（practice guidelines）、跨專業團隊（multidisciplinary teams）等方式，皆是在整合組織進行臨床服務整合設計時常用的手法。

一、個案管理

個案管理計畫是整合組織業者常用來促進臨床服務整合的方法之一，因爲個案管理計畫可幫助消費者在整合組織旗下成員間進行轉介，亦可安排及確保整合組織旗下成員的財務績效目標【7-8】。因此，個案管理的理念與整合組織的臨床服務整合精神不謀而合。個案管理係指針對高危險、複雜病情或高醫療花費的病患，如早產嬰兒、AIDS病患、末期腎臟疾病病患、器官移植病患，或是需要依賴高科技儀器技術維生的病患（如呼吸器依賴患者）所進行的系統化管理過程，包括規劃、執行並監控個案所需的健康及醫療照護服務，而急性病症、有急性突發病症的慢性病症病患等亦可爲個案管理的對象。個案管理的目的在於將病患的照護服務進行適當的安排，依病患個別狀況來調整醫療資源利用、避免不必要或重複性服務，進而減少醫療照護提供的片段性，並確保成本管控的目標【9】。執行病患的個案管理計畫，通常必須要有一位個案管理師，針對有複雜照護需求的病患進行一系列照護安排與把關。

二、照護指引【9-10】

最爲人所熟知的「照護指引」，就是在求學時代所閱讀的「教科書」內容。照護指引代表著大多數（60%—90%）臨床執業人員所慣用的醫療行爲。根據美國醫學研究機構（Institute of Medicine: IOM）臨床照護指引發展委員會指出，照護指引是「一種系統化發展出來的工具，針對特定臨床病症，用來協助臨床、非臨床執業人員與病患進行醫療決策的依據。」照護指引並無法涵蓋所有症狀或診斷上所需的所有內容（包括知識與技巧），也不是永遠一成不變的。一份理想的照護指引通常可適用於病患80%的病症，但是因爲職場上常見的照護指引缺乏科學證據，因此在使用上仍有相當的限制。

照護指引常被視爲一種可以用來「整合」病患照護服務的工具，且有其他功能，包括：(1)可教育醫護人員；(2)可了解醫護人員臨床行爲及醫療資源使用的變異；(3)可作爲診療不確定或有牴觸時的醫療決策依據；(4)可用於醫療業者內部資源有限時的基本處置及品質要求基準；(5)可幫助找出病患可能的危險因子；(6)可作爲醫療品質改進的依據；(7)可作爲醫學教育評估的依據；(8)可因應衛生主管機關在醫療處置標準的要求。

雖然臨床照護指引受到醫療界的青睞，但是仍有相當多的臨床執業人員對臨床照護指引抱持著懷疑的態度，其最主要的原因之一在於很多所謂的照護指引，其實只是部分權威人士的經驗產物，缺乏系統化的科學研究證據來證明這些照護指引的效益。因此，即使是同一疾病症狀，可能因各醫療業者擁有的醫療資源不同、醫師的學派不同等因素，使得照護指引內容存在著相當大的變異性。舉例來說，看似簡單、例行性的尿道感染治療，在美國醫師問卷調查發現，有多達70種的治療方式。當然，讀者可以稍爲檢視一下臨床部（科）病歷資料，亦可以清楚看到醫療處置方式的高變異狀況。再者，醫師們不願意採用照護指引的原因之一，可能在於擔心當發生醫療糾紛時，法院只以照護指引中所列的治療處置方法之執行與否作爲判決依據，因此忽略了醫療決策時的專業人員經驗判斷的重要角色；然從另一方面來說，完善、效度佳的照護指引亦可避免醫療人員被病患或家屬不當地指控。

國外常見一些國家型或專業型學會致力於發展臨床照護指引，例如美國健康照護政策與研究院（Agency for Health Care Policy and Research: AHCPR）、美國醫學協會（American Medical Association）、美國腸胃醫學會（American College of Gastroenterology），以及美國心臟醫學會（American College of Cardiology）等，也有很多醫療業者自己也發展出屬於自身機構的照護指引。通常在發展臨床相關的照護指引時，所面臨的挑戰在於醫療業者並沒有一套「指引」來指導、指示他們應該如何發展臨床「指引」（clinical guideline），因此也造成並存眾多的照護版本。基本上，照護指引必需要具備三種特性，即效度（validity）、彈性（flexibility）及有用性（usefulness）。「效度」係指當一套照護指引使用在治療病症時的正確性。一套照護指引必須經過病患實際的照護結果（actual outcome）持續評估，以證明它的效度。照護指引通常在早期推動時是較無法看出成效的，而必須藉由不同照護的臨床試驗才能了解照護指引的正確性，此也可從實證醫學查證的手法去進行舉證。

「彈性」係指照護指引必須經過週期性的不斷審核，以確定照護指引內容符合現代醫療科技及知識。照護指引的審核可由實證醫學資料驗證更新、跨專業團隊審查建議、實際應用經驗建議，或是以病患實際治療結果來進行修正。另外，彈性的另一個意涵，係指在治療過程中，當使用照護指引時，「例外狀況」是被允許的，也就是說，有些病患的狀況是超出照護指引中所能解釋或指示時，則允許不同於照護指引上的要求，這就是變異（variance）概念。變異概念允許照護指引視病患的特殊需要來進行程度上的調整。如前述提及，一個理想的照護指引通常可以涵蓋病患的80%症狀處置，這也指出照護指引在其刊載內容的彈性。

照護指引必須要兼顧「有用性」，換句話說，所有照護人員都是樂於接受照護指引所提出的照護標準，且該照護指引是方便於照護人員使用的。有時候我們會發現一些照護指引內容太過冗長、繁瑣，如同教科書敘述般的鉅細靡遺，這對於平日臨床工作繁重的醫療人員來說，不但加重了他們的負擔，亦模糊了照護指引所要表達的照護重點，也使得照護指引的推行受到阻礙。在過去，照護指引通常是以個別臨床單位／部門的方式來發展，但是在以病患爲核心的連續性照護理念，以及跨服務價值階段（即基層、急性、長照）爲基礎時，會降低照護指引的應用性及價值。

三、跨專業團隊【9-10】

跨專業團隊的目的在於結合各醫療專業來確認病患所需的照護需求，以協助病患在不同照護階段間的轉介。在急性醫療機構裡，跨專業團隊通常由醫師組成，主要由醫師對病患的治療及照護提出醫囑。然跨專業團隊應依病患照護需求，融合各類專業人員（如各科專科醫師、護理師、藥師、營養師、社工師、復健師等等），使其在各自領域專業知識與技術下提供該（該類）病患最佳的照護服務。一般來說，跨專業團隊中的醫師醫囑或建議，可提供個案管理師在安排病患照護計畫時的依據，亦可作爲發展照護指引時的參考；但是另一方面，跨專業團隊必須避免將個案管理或照護指引流於「醫療食譜」（cookbook medicine）形式。舉例來說，對於一些特殊病患，如腎臟、肝臟功能不佳者，在抗生素用藥劑量、麻醉藥品劑量方面必須做些調整；又如病患加藥、睡眠時間或病患個人生理狀況也會影響IV靜脈輸注速率快慢；因此，跨專業團隊必須針對病患各種狀況提出建議。然爲了不讓照護指引顯得太過繁瑣，上述可調整的用藥、輸注劑量或速率，則可在照護指引中提供「空白」______來協助撰寫：

IV 用藥　　IV D5 1/2 NS 1000ml with 20 mEq KCL______ml / hr

照護指引內呈現空白方格也可尊重醫師在執業上的醫療決策自主權；但必須是在醫師具備足夠的專業判斷前提下來達成，或是醫療機構中有其他醫療處置指示可提供醫師參考。

除了上述臨床照護時常見的手法可供整合組織業者採用外，規劃整合組織的臨床服務整合時，必須要避免整合組織旗下成員所提供的服務可能存在的不必要重複性（unnecessary duplication）。如果醫療業者是以自建的方式來發展其整合組織體系，則業者通常比較容易整體規劃，因此比較不會發生重複性與不協調性的問題；但是對於以併購、合資或是契約等方式來建構整合組織時，因既存機構原有的服務架構，因此欲以生命共同體的整合組織型態存在時，則需要在各成員的服務結構做些調整。爲了避免整合組織旗下成員所提供的服務是重複性而造成產能過剩，那麼業者就必須要對併購或簽約夥伴的服務地點及服務內容先作妥善的了解。建構整合組織時，通常要考量整合組織的目標市場（人口），並依目標市場的就醫可近性（例如就醫時間及距離），來規劃所需的健康照護服務定點。對於組織網絡式整合組織業者來說，因爲旗下的成員夥伴已經有其既有的目標市場，因此必須要重新檢視旗下成員的服務市場，必要時須作重新規劃，以避免目標市場部分服務重複性過高，抑或是遺漏某些重要的服務，也可以避免成員間因目標市場重疊而引發財務衝突造成彼此的不信任。主導建構組織網絡式整合組織業者，也可以在挑選成員夥伴時，先行將執業地點作爲考量，以避免後續的服務重複性或目標市場重疊等問題。

除了執業地點須要考慮外，對於整合組織旗下成員的臨床服務，必要時也須要做調整，一般來說，有三種方式可採用：臨床導向整合模式、地理導向整合模式，以及兼顧臨床與地理整合模式[1]。**臨床導向整合模式**係指整合組織在進行臨床服務重規劃時，是從臨床專業（clinical specialization）角度來思維，也就是以成員的醫療專長特色進行規劃。舉例來說，整合組織旗下成員A醫院，設定爲骨科髖關節置換術（hip replacement）主力醫院，而B醫院設定爲開心手術（open heart surgery）主力醫院。至於應該選定哪一個成員爲特定醫療服務特色的主力單位，則可依個別成員原有的服務強項、專科名醫、或既有資產（例如高科技、高設備的儀器設備）等作爲判斷依據。

地理導向整合模式係指整合組織在進行臨床服務重規劃時，以成員地理分布（geographic specialization）作爲設計依據。舉例來說，整合組織旗下成員A診所與B診所，皆爲家庭醫師診所，分別位於A社區及B社區中。這樣的設計模式考慮到居住A社區群眾可以就近到A診所就醫；居住B社區群眾則可就近到B診所就醫，而此種設計模式適用於大型或目標市場幅員較廣的整合組織。以相同服務於多定點同時提供的設計模式，主要是欲增加消費者對服務的可近性需求，以減少消費者舟車奔波之苦。

兼顧臨床與地理整合模式係同時考慮臨床專業特色，與彈性地考慮顧

---

[1] 參訪美國整合性健康照護體系（Sentara Health System及INOVA Health System）時，其領導人之經驗分享。

客就醫可近性。舉例來說，整合組織旗下成員中，位於A城市A醫院的心臟外科醫師團隊，可協助支援30哩外B醫院病患所需要的開心手術。但必須注意在這種情況下，整合組織必須要招募足夠的臨床醫療專業人員來滿足多定點的駐守或輪調，亦可用津貼補助或其他誘因來彌補臨床專業人員舟車穿梭於各成員定點間。以臺北市立聯合醫院爲例—現今的臺北市立聯合醫院，係於2005年1月1日揭牌成立，爲十家前臺北市立醫療院所整併而成，前身包括六家綜合醫院（中興、仁愛、和平、婦幼、陽明、忠孝）、三家專科醫院（市療、慢性病防治院、中醫醫院），以及一家性病防治所。在臺北市立聯合醫院早期規劃時，一篇在中國時報的報導指出[2]：

（當時身兼籌備處處長的臺北市衛生局副局長）許君強說，各市立醫院未來將不再是各科具備的綜合醫院，而是僅有某些專科的專門醫院，衛生局將評估各市立醫院各科的看診量，將專科醫師集中到部分醫院中，採取集中駐院醫師的模式，十家市立醫院雖然仍舊保留各科門診與急診，但不提供各科住院服務，門診、急診醫師由專科醫院支應。

舉例來說，未來有專屬婦產科醫師的可能僅有婦幼、仁愛等醫院，但其他家市立醫院仍提供婦產科門診、急診服務，由婦幼、仁愛兩家醫院的醫師輪流到各家醫院看診，病患若需住院就必須轉到婦幼、仁愛繼續接受治療，婦幼醫院副院長黃遵城說，為減少民眾的困擾，未來各市立醫院間將會提供專車接送病患、家屬以及醫院工作人員。

2　本報導節錄自中國時報，2004年3月4日，市醫整編聯醫籌備處成立，鄭心媚／臺北報導。

第三節　臨床服務的特色規劃

整合組織業者在規劃旗下多成員的臨床服務時，亦會同時思考組織整體的服務特色，在眾多醫療服務中選擇出其核心服務或特色，以作其重點投資規劃的優先順序（priority）。整合組織業者可利用BCG（Boston Consulting Group）矩陣技術[3]來確認或定位，亦可了解並規劃各種服務的發展潛能或再投資的可行性。圖22即爲BCG投資矩陣的簡圖，橫軸代表該服務的「市場占有率」，而直軸代表該服務的「市場成長率」。根據BCG矩陣定義，矩陣中可區分爲「高市場成長率及高市場占有率之明

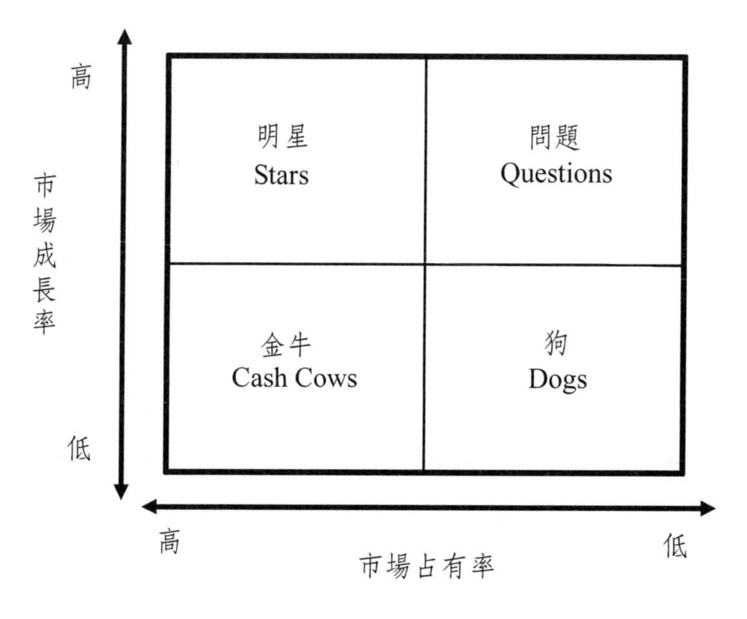

圖22　以BCG矩陣簡圖

[3] BCG矩陣係爲波士頓顧問群在1970年代初期發展用來分配組織資源的策略工具。BCG矩陣工具可以幫助一組織將其內所有的事業單位（或服務線），依其市場占有率及市場成長率將其歸類於一個兩構面、四象限的矩陣上，來界定出哪些事業單位具較高的潛力，而哪些事業單位正消耗組織的資源。

星事業（star）」、「低市場成長率及高市場占有率之金牛事業（cash cow）」、「高市場成長率及低市場占有率之問題事業（question）」，以及「低市場成長率及低市場占有率之狗事業（dog）」。

明星事業係指該服務目前在市場占有率中為領先地位，且在醫療市場中仍有很大的需求（成長）空間。舉例來說，目前臺灣民眾對自身「美麗」要求越來越嚴格，以致於促成美容整型服務的高需求，因此此類服務在市場需求上仍有成長空間。另外，天災頻傳、經濟不景氣或個人特質所造成的身心壓力，也會促成民眾對身心醫學方面的需求。因此，如果業者的美容整型服務或身心醫學服務的市場占有率現居市場領先地位，則可將該類服務視為明星事業。明星事業雖然在市場中占有領先地位，但因其所處的市場仍有相當大的成長空間（消費者服務需求仍繼續增加），因此如何確保明星服務在高市場成長空間中繼續保持領先優勢，則是業者較大的挑戰，包括須要借重再行銷、資產再投資（如高精密先進儀器）、人力再投資（名醫）等。明星事業（產品／服務）常可作為業者優先重點再投資的事業。

金牛事業係指該臨床服務正處於低市場成長率及高市場占有率的狀態中。低市場成長率係指目標市場對該服務的需求速度已變慢，或已達市場需求飽和狀態。因此對於金牛事業來說，如果市場需求量已經不再增加，而業者所提供的服務現已在市場上占有一席之地（即高市場占有率）時，則金牛事業對於業者是有利潤的。業者在經營金牛事業的重點在於防守，換言之，業者必須要思考如何不讓目前既有的顧客在同業競爭下而流失。金牛事業（產品／服務）可以藉由品質差異化或成本降低等策略規劃，來繼續鞏固其現有的市場領導者地位。當然，金牛事業所獲取的利潤，亦可用來再投資其他事業單位，如明星事業，以助其繼續鞏固其市場地位；或可轉而資助問題事業。

問題事業係指該服務處於高市場成長率以及低市場占有率的狀態中。雖然問題事業目前所處的市場仍有服務需求，但可惜的是相較於其他同業來說是屬於落後狀態的（低市場占有率）。問題事業（產品／服務）是較具風險性的，如果業者可以再投資（包括如強化行銷、再投資專業人力及物力等等）及提供專業管理，則該問題單位未來亦具有擠身為明星事業的潛能。一般來說，業者可利用金牛事業所產生的利潤來投資問題事業，使問題事業可能躍身為明星事業；但從另一方面來說，問題事業亦可能因投資及管理不善而最後淪為狗事業單位。

狗事業的經營狀況似乎已經跌到了谷底，因為面對緩慢成長的市場或已飽和的市場需求下，可以顯見該服務的經營績效已在市場中明顯的落後。一般來說，狗事業（產品／服務）可能在市場上已經喪失突圍的機會，因為競爭力不足，包括醫療人力及技術不足、資金投入不足、地點不佳、名聲不夠等等，常常是淪為狗事業的關鍵因素。

對於經營陷入瓶頸的問題事業及狗事業來說，醫療業者可以利用一些方法來因應【11】，包括資產出售（sale of assets）、維持（hold）、開發（development），以及尋求其他業者協助，如合資事業（joint venture）或是租賃（lease）。**資產出售（撤資）**的優點在於可以立即獲得現金的收入，把所得的資金再投資於核心事業中，但是產業的退出障礙常造成資產出售的困難。另外，對於醫療業者來說，財務因素並非是業者生存的唯一理由，身負著對醫學教育的傳承，以及醫療專業對病患救治的天職與使命，常使得業者在進退間產生兩難。我們以一家美國醫院案例來說明：

一家大型州立教學醫院最近正在審查該院的三種移植手術服務的財務狀況，以終止較無利潤的服務。根據財務分析顯示，每一移植手術的邊際值變異很大，簡單敘述如下：

1. 肺臟移植手術大多數是由商業保險公司承辦，且給付高於成本之上。在19XX年時，肺臟移植手術的邊際值為$480,000。
2. 腎臟移植手術是根據成本來支付費用，因為腎臟移植手術有HCFA規定，因此邊際值為$0。
3. 對胰臟移植手術而言，因為手術尚未成熟，且很多保險業者不願意支付此項手術費用，因此在19XX年時，該醫院在胰臟移植手術方面為－$150,000邊際值。

	移植數	支付額	直接成本	邊際值
肺臟	20	$2,500,000	$2,020,000	$480,000
腎臟	50	$3,000,000	$3,000,00 0	$0
胰臟	10	$550,000	$700,000	$(150,000)

（ ）代表負值

假如根據財務邊際值來決定是否終止服務項目，那麼很清楚的——肺臟移植手術應該繼續、胰臟移植手術應該停止，而至於腎臟移植手術繼續與否便無明確的指示了。然而，醫院此時並不考慮停止胰臟移植手術。最主要的原因在於當終止胰臟移植手術時，此舉將違反醫院為民眾提供廣泛性醫療照護服務，以及教育醫師的宗旨與使命。分析院內成本時亦發現，如果停止胰臟移植手術，仍有大量的固定成本存在（如不可避免的固定成本），包括手術室、高科技護理照護單位、手術人員及其他部門員工（例如社工、牧師照護、呼吸照護及實驗室等部門）等成本支出。因此，院方最後決定繼續提供此三種移植手術服務，即使手術的財務狀況未達預期的財務績效。

——節錄自陳金淵、林妍如合譯，2002，醫療財務管理，透視

9-1，頁308，雙葉書廊。〔原著：Zelman, W.N., McCue, M.J., & Millikan, A.R. (1998). Financial Management of Health Care organizations. Blackwell〕

而對於必要性的醫療服務提供，如果業者本身並無法支援，則業者可採「維持」策略，即控制及降低營運成本，且不再多做額外資本的投資。當然尋求夥伴協助亦是業者面臨經營瓶頸的事業單位時尋求轉機的另一種方式，如合資或租賃／外包等方式來經營維持該服務，如此除了可以挽救財務危機外，藉由引進外部較佳的醫療團隊亦可確保醫療服務品質。合資事業係指夥伴進行合資事業共同經營，但資產合作必須要注意到兩方目標使命的相容性，以及個別的權利及責任問題，或是可考慮進行聯合權屬（joint ownership）。「租賃」係將過剩的產能／資產租賃給外部較佳的經營者來經營或管理，此亦爲處理產能過剩的方法之一。對於出租者來說，資產仍爲出租者所擁有，但是經營及管理權則爲租借者所持，例如A醫院把其急診室租給B醫院來經營，此種方式對出租者來說風險比合資事業少，因如果採合資模式中，則合資夥伴必須共同承擔利得與虧損。

總結

對於整合組織來說，臨床整合必須要達到三種基本目標需求：第一、改善照護過程的效率（efficiency）及效果（effectiveness），包括病患臨床資料的可近性、醫療處置開單的方便性，以及轉介／轉診的連續性；第二、提供照護提供者及病患最佳的醫療決策工具，包括照護臨床指引、電子用藥處方集／手冊、臨床文獻資訊查詢等等；以及第三、評估照護提供的效率及效能，包括資料庫分析。而推行臨床整合最大的障礙在於醫療業者對其醫療自主權性的威脅，從臨床照護指引、個案管理、跨專業團隊，至機構間的臨床服務再造等等，皆考驗著醫療人員或業者在過往的醫學教育或訓練下所強調的「獨立性」、「自主性」個體養成。

避免醫療資源浪費、提供病患完整性及連續性的照護品質，亦是國家衛生政策制定者所努力的目標。而爲達這些目標，政府推動一系列相關的資源整合方案，包括從國家層次到疾病層次，包括建立轉診制度、疾病醫療給付改善方案等，都是應用臨床整合的概念設計的，此亦強調以病患爲核心的照護服務。而對業者來說，也給業者在臨床服務整合，尤其是針對夥伴間的臨床服務特色規劃，並鼓勵經營績效不佳業者與績效表現較佳業者進行聯合經營等，多了些經營的契機。

對於整合組織業者來說，臨床整合強調的是「服務的連續性」，即在對的地方、對的時間來提供適切性服務。但是在政策推行時，因爲既有組織藩籬的迷思，使得「服務的連續性」、「服務的適切性」常被誤以爲是「機構間的連續性」，這也使得既有醫療業者在談臨床服務整合時面臨重大的挑戰。因此，嘗試修正目前醫療評鑑的方式亦可作爲政策制定者未來推行以病患爲核心的臨床服務整合時的一種助力，以避免現階段「個體式」的機構評鑑而影響到業者彼此間的整合意願，更能夠使整合組織運作眞的能達到「單一品牌」、「統一品質」的標準。

附錄——整合組織旗下成員臨床整合活動檢核表【12】

整合組織旗下成員可實施以下各項活動來促進成員間的臨床整合：

- 依據彼此的臨床特色來規劃服務市場區隔
- 聯合臨床專業來共同計畫某些方案
- 依病患個別需要來組成個案團隊
- 依病患個別需要來舉辦個案討論會
- 成立專責單位來負責個案轉介、轉診與追蹤
- 成立專責單位來負責個案之檔案記錄與資訊交換
- 建立臨床服務的協調性
- 重新規劃降低臨床服務的重複性
- 適度共享臨床資源服務
- 適度整合雙方的臨床服務，以達到病患照護的成本效益
- 共享臨床品質確效及改進的成果
- 進行臨床品質雙向溝通
- 整合品質確效、品質改進、危機管理、服務使用率審核等活動
- 建立品質確效、改進的實施辦法（原則）
- 共同舉行醫療持續教育及在職訓練
- 共同建立病患資訊及轉介原則
- 共同建立臨床作業規範
- 共同建立雙向轉診系統
- 共同建立轉檢系統
- 共同建立病歷整合系統，減少不必要的用藥及檢查檢驗
- 共同舉辦品質討論研討會
- 共同制定品質指標
- 共同制定品質指標的合理值或標準值

- 定期分析、檢討雙方的品質指標
- 建立委員會共同處理醫療糾紛問題
- 共同討論與開發新的醫療服務

參考文獻

【1】Hassett, S., & Austin, M.J. (1997). Service Integration: Something Old and Something New. Administration in Social Work, 21(3/4), p.9-29.

【2】Barker, R.L. (2003). Social Work Dictionary. (5th Revised edition). NASW Press.

【3】Hallay, A.A. (1997). Application of Boundary Theory to the Concept of Service Integration in the Human Services. Administration in Social Work, 21(3/4), 145-168.

【4】Gilbert, N., & Specht, H. (1974 & 1986). Dimensions of Social Welfare Policy. Engledwood Cliff, N.J., Printice-Hall.

【5】Agranoff, R. (1983). Service Integration. In R.M. Kramer, & H. Specht, (Eds.). Readings in Community Organization Practice. Englewood, Cliffs, N.J., Prentice-Hall.

【6】Evashwick, C.J. (2001). The Continuum of Long-term Care. 2nd Revised edition. Delmar Cengage Learning.

【7】Cunningham, L.G., & Koen, M.J. (1996). Improving Patient Care Deliver with Integrated Case Management. Healthcare Financial Management, 50(12), 34-35.

【8】Erickson, S.M. (1997). Managing Case Management across the Continuum: An Organized Response to Managed Care. Seminar Nursing Management, 5(3), 124-128.

【9】Wan, T.T.H., & Connell, A.M. (2003). Monitoring the Quality of Health Care: Issues and Scientific Approach. Kluwer Academic Publishers.

【10】Mayer, G.G., Barnett, A.E., & Brown, N.P. (1997). Making Capitation

Work: Clinical Operations in an Integrated Delivery System. An Aspen Publication.

【11】Jaques, D.A. (1998). IDS Conversions to For-Profit Status: Structuring the Deal. Healthcare Financial Management, 52(10), 38-42.

【12】Lin, B.Y.J. (2007). Integration in Primary Community Care Networks (PCCNs): Examination of Governance, Clinical, Marketing, Financial, and Information Infrastructures in A National Demonstration Project in Taiwan. BMC HSR, 7, 90 (19 June 2007).

第七章 資訊設計

章節大綱

資訊科技使得組織愈來愈趨近於無邊界（boundaryless）狀態。無邊界組織強調突破傳統組織內的垂直階級與水平功能的界限，並且突破組織與外部顧客、供應商、主管機關間的互動障礙；換句話說，在無邊界組織中，強調藉由消除階級、促進水平功能互動，以及破除與外界組織或地理區域所造成的阻礙。「消除（垂直）階級」在於如何降低管理當局與員工間的層級距離，如跨層級團隊、員工參與決策制定、設立360度績效評估制度等，皆屬於破除垂直階級的作法。「促進水平功能互動」則強調以跨部門團隊來取代個別部門，或是以輪調及調派各部門員工的方式來消除水平界限。「破除與外界組織或地理區域的阻礙」則以全球化、聯盟或合夥、顧客與組織連線，以及電子通勤等方式來降低邊界障礙。不管是組織內部或組織間溝通，網際網路應用使得無邊界組織的理想得以逐步實現【1】。

在1980年代中期，以資訊系統來輔助整合性照護的落實已慢慢被接受【2】，至1980年代末期，電腦科技更在醫療業被廣泛地測試及發展；而在1990年代，電腦化科技系統已結合臨床、財務及醫療服務使用狀況，以作為管理整合性照護的較佳利器【3】。一些研究更主張好的資訊系統品質能夠降低組織運作成本，例如，可較方便地接觸到病患臨床資料、較易估算服務成本、促進多方溝通及管理，以及達到較佳的專業滿意度【4, 5】。

電腦化的健康照護資訊系統（Healthcare Information System: HIS）包含了許多功能模組，如行政、財務、臨床、管理等等【7】。「行政功能」可包括入院／轉院／出院事務、預約掛號、病歷、服務量、品質審核／確效、結果管理、人力資源管理，以及物流管理等等。「財務功能」模組包括會計系統（如會計帳目、總分類帳、預算編列），以及財務決策支援系統（如財務剖析、給付、市場分析、預算等等）。「臨床功能」模組包括病歷、檢驗室、藥局、放射線科部，以及手術排程等功能。「管理功能模組」包括病患資訊、電子帳單、危機管理、醫療儀器採購、行銷，以及時間管理等活動。跨組織間資訊整合功能係指促進整合組織旗下成員間的訊息共享，以協助在照護提供時做較完善的協調與溝通。上述的功能模組可完全由同一供應商／廠商（vendor）來提供，亦可由不同廠商爲之。雖然說藉由單一廠商來進行整合組織的資訊整合工作在技術上較爲容易，但是對大多數的組織網絡式整合組織業者來說，單一資訊廠商的狀況通常是不多見的；相反地，組織網絡式整合組織旗下成員可能是由不同的資訊廠商來提供原有的服務。對於整合組織而言，所謂「資訊整合」並非指在整合組織旗下成員皆是以「單一的」（single）資訊技術品牌或廠商來建構資訊系統；而是應該思考彼此成員間如何將資源有效地「統整」與「共享」，使得資訊能夠在整合組織旗下的個體、團體／部門、或是機構成員間，皆可以方便且正確地流通及被使用。

當整合組織業者談資訊整合的概念時，常將其誤解爲一種「資訊設備」的擴充與統一，且常將資訊整合概念單純地視爲只是一種「技術性的」（technical）規劃；然若只考慮硬體設備的投資與否，而未將「使用者」因素納入考量，則花了大筆經費所打造的「資訊整合」組織，充其量只不過是一種假象而已。資訊系統的成功關鍵在於「人」的因素，資訊的處理能力不單只靠昂貴的資訊系統就能夠提升。對整合組織旗下成員的互動，資訊流通可以只藉由電話、傳眞或是電子信件傳輸，就可以形成一種共享的、可近的、甚至親密的關係。

資訊系統的整合在設計上首先要考慮使用者的「需求」，因此「誰（WHO）是使用對象」【7】，例如資訊溝通對象是屬於組織內人員溝通、組織間互動、抑或組織與外界（如民眾、衛生主管機構）進行交流等，都必須事先作一確認，以達到使用者友善環境。

「需要什麼（WHAT）」【7】是第二項重要的設計因素，也就是使用者的資訊需求。一般來說，醫療業者間的資訊流通，包括對醫療服務、教育、研究及管理等功能所需；而整合組織因多元成員而可能有多樣化的資訊需求。舉例來說，同評鑑等級的醫療業者，與跨評鑑層級的醫療業者所需之資訊交流目的可能有所不同，如醫學中心與醫學中心間的資訊交流、資訊網絡的建立，可能著力於醫療教育資訊互動，包括特殊病例研討、教育宣導與訓練、訂定醫療品質指標、發展臨床指引等等；而對於跨評鑑層級的醫療業者來說（如醫學中心、區域醫院、地區醫院及診所），可能側重於病患轉介需求，包括建立共享的電子化病歷資料轉介及授權（electronic referrals and authorization），以及病患臨床與行政資訊（如掛號／帳戶／申報等）可能是首要重點。對政府衛生主管機關來說，監督醫療業者經營運作，包括臨床業務、機構設置標準，及行政業務（如會計、財務、人事、採購等等）等，則可能是其需求所在。對消費者而言，與自身健康及醫療服務需求有關的資訊包括健康管理（包括健康促進、疾病預防、病患衛教、用藥諮詢等）資訊、顧客關係管理的客製化資訊專戶（特殊疾病的病患，如糖尿病、氣喘、癌症、術後／術前等，應有定期偵測、追縱、衛教的服務需求）、就醫行政系統（如預約掛號、科別查詢），以及醫療業者服務價格、品質與名聲（含職業道德、濫報健保給付、醫療糾紛鑑定報告等）等，則為民眾所關心的資訊。一些業者採用網路資訊系統來調查病患就醫滿意度，以及提供消費者網路意見箱等，亦都是藉由資訊網路應用來促進醫療業者與病患間之互動連繫。

第一節　資訊科技在醫療服務業中所扮演的角色【8】

在表5中呈現醫療業者的服務發展趨勢，以及相對應的資訊科技需求。對醫療業者來說，因門診外科手術的增加、醫院過剩產能轉型、醫院

表5　醫療業者的經營管理模式與其對應的資訊科技需求

	過去狀態		現在及未來趨勢	
	醫療業者經營管理模式	對資訊科技需求	醫療業者經營管理模式	對資訊科技需求
醫療組織生態	獨立、小型之醫療執業機構	・片段性的資訊系統（即不同業者自行開發資訊系統，或自行委託外界廠商開發，因此彼此間有不同的資訊管理平臺） ・業者個別性（如醫院、診所、居家照護機構等等之個別獨立運作）	大型醫療機構、組織網絡式整合組織或體系（包括水平、垂直整合）	・資訊系統整合設計（即不管資訊系統平臺是否相同，將形成一個共享的行政管理與臨床治療兼顧的資訊系統平臺） ・業者連結性（如醫院、診所、居家照護機構等等之整合運作）
醫療照護過程	強調以病症為照護核心（即頭痛醫頭，腳痛醫腳）	以「病症」為單位進行財務資訊呈現	強調以全人健康為照護核心（即強調全人健康，包括健康促進、疾病預防、疾病治療及疾病管理）	以「人」為單位的整合資訊系統（含個人基本資料及其臨床與財務訊息等）
對醫療照護結果的要求	・強調病患就醫地點的產量績效（住院天數、急門診人次、占床率等） ・回溯性同儕審核確保醫療品質（如以資深醫師進行服務費用審核）	・資訊系統著重財務功能設計 ・論量計酬式的資訊系統架構 ・回溯性決策支援系統（以回溯方式蒐集財務、病患個人與臨床資料）	強調以品質指標監測醫療品質（包括啓動醫療實證研究，臨床標準流程設定、臨床指引發展，即時監控及剖析不當的醫療行為等）	・資訊系統同時兼顧財務、品質、照護結果的功能設計 ・論人計酬式的資訊系統架構 ・即時性之決策支援系統（強化行政與臨床決策支援系統，提供即時警示或提醒功能等）

業者與基層醫師業者合作、增設護理之家或居家照護單位等臨床服務整合措施，支付制度從論量計酬、論病例計酬、論日計酬轉至論人計酬趨勢，以及全人照護健康觀念興起，都會使得業者對資訊產生不同的需求。舉例來說，在過去醫院資訊系統強調單一組織的資訊功能，並過度依賴現成資訊商業成品，因此可能忽略了客製化資料處理的功能設計。資訊人力投資不足亦是過去醫院業者資訊功能設計較不足之處，就算有資訊人才培育，但這些資訊人才通常較著重於系統測試、修改已投資的資訊系統，而並非眞正地從使用者需求面來規劃、設計及發展；更糟的是一些資訊人員甚至無法掌握快速變動的時代需求。再者，一些資訊人員的經驗仍著重於單一組織資訊設計；而對體系式或組織網絡式整合組織的多成員模式不甚熟悉。

再者，過去對資訊科技的需求主要還是著重於財務功能設計，包括費用申報、帳款處理等等。當然資訊科技支援組織財務運作的傳統功能在現今仍是相當受用，但是面對支付制度的改變（如論病例計酬、論人計酬趨勢），傳統的論量計酬式資訊財務管理模式似乎受到較嚴格的考驗。另外，對於病患於跨地點（機構）接受照護服務時，包括臨床資訊的蒐集與傳遞，如病歷、檢查檢驗報告、治療處置等等，更是傳統資訊系統所無法支援的。除此之外，現今業者必須擁有病患照護個人或整體資料庫，並同時以量化資料來進行臨床或行政管理工作分析，以作爲業者間經營趨勢分析及與產業中標竿組織進行比較。

另外，現今資訊系統強調即時性決策支援功能，如利用臨床決策支援系統來幫助醫療專業人員爲病患選擇最適當的治療處置、藥物交互作用警示系統來避免醫師開立處方時所可能產生的用藥錯誤率，以及利用衛材、藥品庫存量即時監控及提醒系統，以確認採購時機的必要性與適當性等。

第二節　整合組織對資訊科技的需求【8】

從資訊科技角度來定義「資訊整合」（integrated information）是有實務上的困難，主要原因在於不同使用者或專業人員將「整合」概念與「資訊科技」作一連結時，會產生相當分歧的需求與想法，包括：

- 「資訊整合」係指整合組織旗下成員（子機構、科／部門或服務線）或個人，擁有系統中使用資訊「單一」（single）密碼，並有其相對應的使用權限；
- 「資訊整合」係指整合組織旗下的員工，不管位於何處，即整合組織中任何一個硬體工作建築體，如圖書館、診間、護理站、醫師辦公室時，都可以隨時隨地來使用整合組織中的資訊功能。舉例來說，整合組織旗下的醫師可以從圖書館、診間、護理站，或醫師辦公室，隨時利用資訊系統來爲病患做預約檢查、檢驗、手術排程或複診等服務；
- 「資訊整合」係指整合組織旗下成員（子機構、科／部門或服務線）在整合前可能存在不同的資訊架構，因此可重新設計來做一整合；
- 「資訊整合」係指整合組織旗下成員對資料有統一的定義，並且共享資料（庫）；
- 「資訊整合」係指整合組織旗下成員有一致、統一的臨床照護流程，如轉介／診、用藥、預約排程等；
- 「資訊整合」係指整合組織旗下成員有一致性、統一性的行政作業功能，包括人力資源、物流管理等；
- 「資訊整合」係指整合組織針對特定病患來提供整合性照護服務，例如癌症病患者在各定點就醫時的資料共享，以提供該病患較完整的個案照護管理；

- 「資訊整合」係指整合組織旗下成員的二線臨床部門，如放射線部門、檢驗部門、手術室等等，其資訊系統可以統整安排病患所需要的治療處置，如開立處方、檢查、檢驗、手術排程等；
- 「資訊整合」係指整合組織旗下成員間的不同合作關係，可藉資訊系統來客製化規劃所需的行政與臨床功能；
- 「資訊整合」係指整合組織建立臨床資料庫，提供旗下成員進行跨成員的照護品質評估及研究。

對資訊整合的多元解讀，因此在設計整合組織的資訊系統時是具有相當高的複雜度，而高複雜度源自於使用者對資料／資訊本身的需求差異所造成。整合組織旗下成員對健康／醫療資料本身的需求，主要針對資訊可近性與資料共同性。「資訊可近性」（data access）強調整合組織所有成員或個人在整合組織內部，在權限下能夠從任何定點、任何時間來使用資訊。「資料共同性」（data commonality）係指整合組織旗下所有成員的資料溝通語言，必須具有一致性，也就是說資料定義必須清楚明確，避免「同物異名」或「同名異物」狀況發生。使用一致性的資料定義或溝通語言，可以促進彼此資料／資訊交換，並可促成成員間的資料／資訊評估與比較。整合組織對資訊需求則強調成員間資訊交換過程的共同性（common process），要求整合組織必須建立各成員間共同認可的資訊使用（互動）模式，例如轉介／診病患時資訊互通模式、病患身分確認方式，或是彼此發送、接收訊息（如e-mail）的方式。另外，整合組織可提供醫護人員醫療智庫，包括用藥處方集、醫囑警訊、臨床指引、實證醫學資料庫等等，來協助進行醫療決策，並提供病患所需的健康資訊。

另外，整合組織必須強調旗下成員對資料／資訊需求的共享性及專屬性。共享性協助整合組織的轉介功能系統，以支持整合組織旗下成員間的資料流通，並確保提供病患在接受任何成員服務時，資料／資訊能有系統地被連接；而資訊專屬性強調病患在不同照護單位的不同資訊需求，如基層醫療強調保健與預防紀錄、急性醫療強調檢查、檢驗與各種醫療處置，而長期／慢性照護單位強調生活品質資訊等。另外，整合組織旗下成員間的整合資訊亦須強調各成員的資訊系統使用介面的友善性，包括以一致性的、熟悉的、慣用的方式來操作。舉例來說，整合組織的資訊系統在螢幕操作指令及操作過程中具有一致性[1]。除此之外，整合組織必須要考慮旗下成員可能的動態合作關係，換句話說，整合組織規模可能隨時間改變的，包括組織重整、新成員進入、舊成員關係終止等等。

第三節　整合組織對資訊需求的迷思

儘管電子化資訊是時代的趨勢，可協助業者在資訊取得的整合性及完整性；然有時候資訊系統的重建（reconstruction）所需的高額成本，的確會讓很多業者怯步。資訊整合並非強調業者必須要做大規模的資訊硬體設備引進及大筆資金的投入；相反地，整合組織高階管理者必須要確實了解自身整合體系或組織網絡中各成員的眞正動態，並了解他們在資訊方面的投資是否眞的對組織整體運作有加分的效果。在整合組織內部進行不必要的資訊硬體及軟體投資（如增聘不必要的資訊管理人員或顧問），有時

[1] 理想上，整合組織旗下成員（使用者）在各定點使用或操作資訊系統時，應有一致性的使用語言、程序等操作模式，就如同每家銀行於各地的自動提款機設計之操作方式及資訊呈現方式一樣的道理。但是這樣的理想狀態對某些整合組織（尤其是契約式整合組織）來說，可能會因爲既有的資訊系統／廠商不同而難以達到使用／操作介面一致性的境界。其實，目前我們仍然不清楚資訊介面呈現一致性對使用者可以創造的價值，因爲雖然各家銀行提款機在操作方式各有些微差異，但是這並不是使用者選擇是否使用該臺提款機的影響因素。

候只會徒增成本（cost）而無法獲得實質的利益（benefit）【9】。舉例來說，當整合組織旗下成員彼此間並無太多的轉介頻率發生（如整合組織中的兩家醫院成員，因其地理位置相距遙遠且皆爲同等級的醫院，因此該兩家醫院的醫師彼此互相轉介病患的機會相當地少）時，臨床資料共享可能就不是迫切的議題。當整合組織旗下成員轉介／轉診病患發生頻率少時，可以利用專人以電話彼此聯繫，並將臨床資料簡單地利用傳眞、網際網路或交予病患攜帶轉診等方式來解決亦不失爲解決之道。或小型整合組織旗下成員在轉診／轉介流程中，病患紙張病歷的使用並無共享問題時，則電腦化病歷系統的建立對該整合組織的附加價值可能不大。

第四節　整合組織資訊架構的設計原則【6，10】

整合組織的資訊架構設計原則，必須要考慮三個部分：第一爲共有（enterprisewide or common section），第二爲專屬、特定（entity-specific section），以及第三爲技術（technical section）。「共有」係指整合組織旗下所有成員建立單一、共有及共享資訊系統。舉例來說，整合組織旗下成員，如診所、醫院、居家照護等單位，不管病患從哪一個定點來就醫，只要是該就醫地點爲整合組織旗下中的成員，就應該可以共享該病患的行政及臨床醫療資訊。共有資訊架構通常係以病患（消費者）爲單位，來建立單一資訊連結，如以病患爲核心的單一掛號系統、單一病歷紀錄、單一申報系統等等。另外，醫療結果、治療原則、醫療研究、臨床試驗、臨床決策支援系統，以及整合組織的策略規劃、行銷等所需的資料庫（data repositories），亦是整合組織中需要以系統化、單一資訊架構來建置的。「專屬、特定」係指整合組織旗下成員對資訊需求是有專屬、特有性的，舉例來說，整合組織中的基層開業醫師健康需要促進計畫所需的資料，醫院住院單位需要病患檢查、檢驗、處置、臨床路徑、出院準備計畫等資料，居家照護單位需要了解病患個案管理計畫等等。整合組織針對不同成員需求規劃專屬、特定的資訊，除可避免資訊過度重複，亦可避免占用多餘無用的資訊容量空間。「技術」係指提供系統化、單一資訊及專屬、特定性資訊時，所需要的基本資訊工具及技術，包括一般性介面引擎（universal interface engines）、圖像使用界面（graphical user interfaces）、遠距醫學（telemedicine）、影像系統（imaging）、無線科技（wireless technology）以及專家系統（expert system）等。這些資訊科技的專業介紹不在本書討論範圍，讀者請自行參閱相關書籍。

如何建立共有、共享的資訊架構對業者來說是一大挑戰。以下介紹整合組織常見的資訊技術。

一、個人索引

建立整合組織內部共享、單一的病患資訊系統，首要步驟便是建立個人（病患）索引（Master Person/Patient Index: MPI）。MPI在於利用病患個人基本資料（demographic information），以串連整合組織旗下成員（子機構、科／部門或服務線）的病患資料。一般來說，整合組織可依目前本身的狀況或需求來選擇下述三種方式整合資訊系統。第一種方案強調在整合組織內部全面實施單一MPI資訊系統，換句話說，只要整合組織旗下有新成員或單位加入時，必須統一使用該資訊系統，使得病患的臨床、行政資料得以互相連結（見圖23），是最簡單、最直接的一種資訊技術，但這樣的方式並非對整合組織旗下的子成員都行得通，因為多數成員在未加入整合組織團隊前已有既存運作的資訊系統，而這些既存運作的資訊系統可能在技術上並不容易再做太多的改變或轉換。除此之外，汰舊換新的成本經濟效益，以及預算更是業者在投資開發資訊系統時的另一大考量。

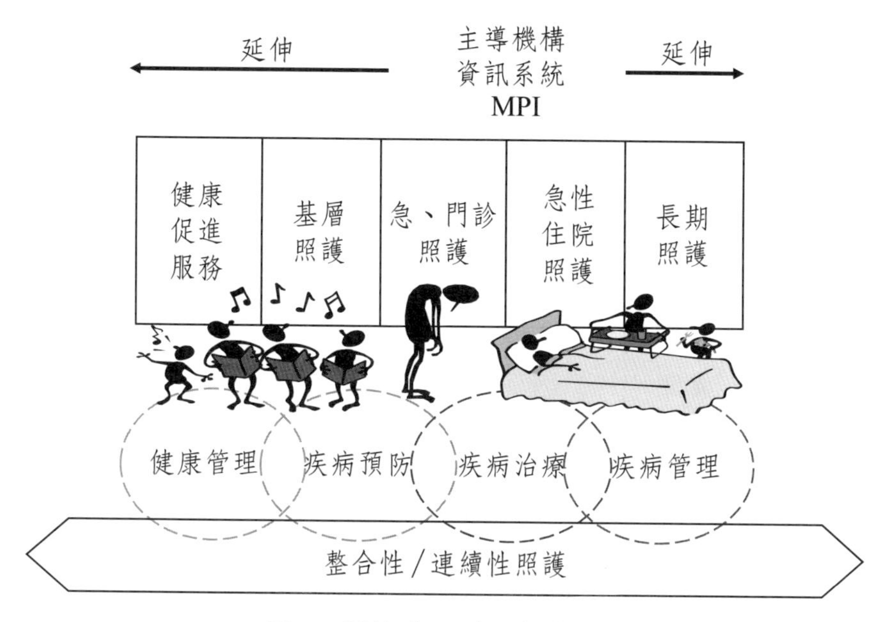

圖23　延伸式MPI資訊整合模式

第二種整合資訊系統的方案強調不改變整合組織旗下成員原有的資訊架構，但是必須要再建立另一個新的MPI系統。新建的系統化MPI可藉由索引系統（an indexing system）將整合組織旗下成員既存的資訊系統做一連結，以作爲各成員間的媒介，並藉以連結整合組織旗下所有成員（見圖24）。系統化MPI可以提供整合組織旗下成員從不同的執業定點進行資料串連及取得病患的臨床病歷、服務使用（如檢查、檢驗、處置等）及行政（如掛號、批價、申報等）等資料。一般來說，系統化索引常利用病患的基本資料作爲連結依據，例如病患的身分證字號。此方法最大的優點在於可適用於整合組織規模可能改變（成員有所增減），但各成員仍可以保有自己原來的資訊架構，並不需要再作多餘的資訊硬體投資。此方式對於組織網絡式整合組織（即契約式整合組織）是較有利的。但是有時候系統化MPI整合模式並不能完全整合旗下所有成員的資訊功能，而當MPI無法完全連結整合組織旗下成員時，則必須再建立另一個介面系統，或是建立另一個終端機，或是先利用人工輸入資料由其一系統化MPI轉錄後，再與其他資訊系統做連結。

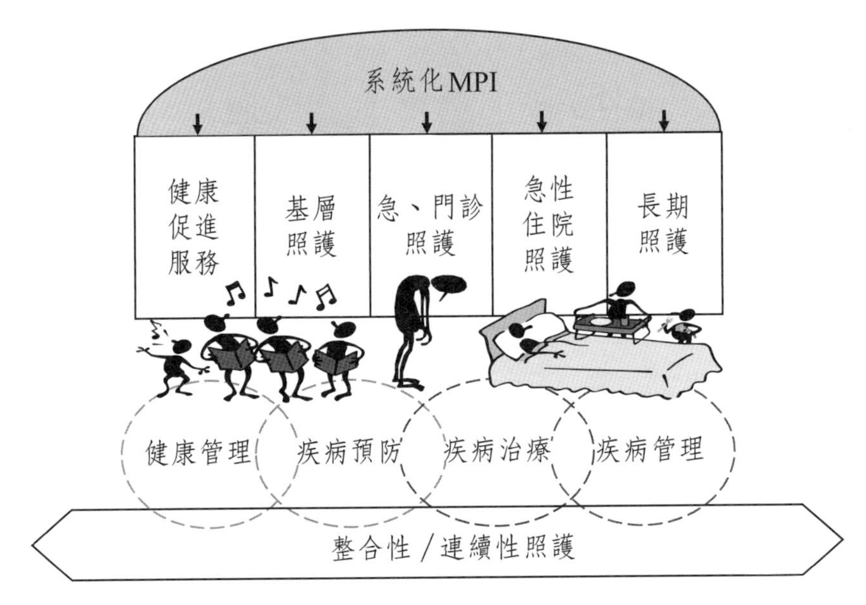

圖24　系統化MPI資訊整合模式

第三種資訊整合方案並不涉及任何MPI建立，只要整合組織旗下成員能夠互相提供彼此所需的資料，則病患的資料便可作一合併（見圖25）。這種方式對於論量計酬支付制度所設計的病患資訊架構來說是最省錢的一種資訊模式，只要將病患的醫療利用或費用分筆查閱整合即可。另外，當整合組織規模較小（即成員較少）時，則該方案不失為一個可考慮的因素。

當然，進行整合組織的資訊改造，MPI並非是唯一需要進行的一項變革；相反地，它只是幫助整合組織旗下成員資訊整合的一個起步。雖然說MPI可以作為邁向電子化病歷之路，但是仍然缺乏電子化病歷所具備的優

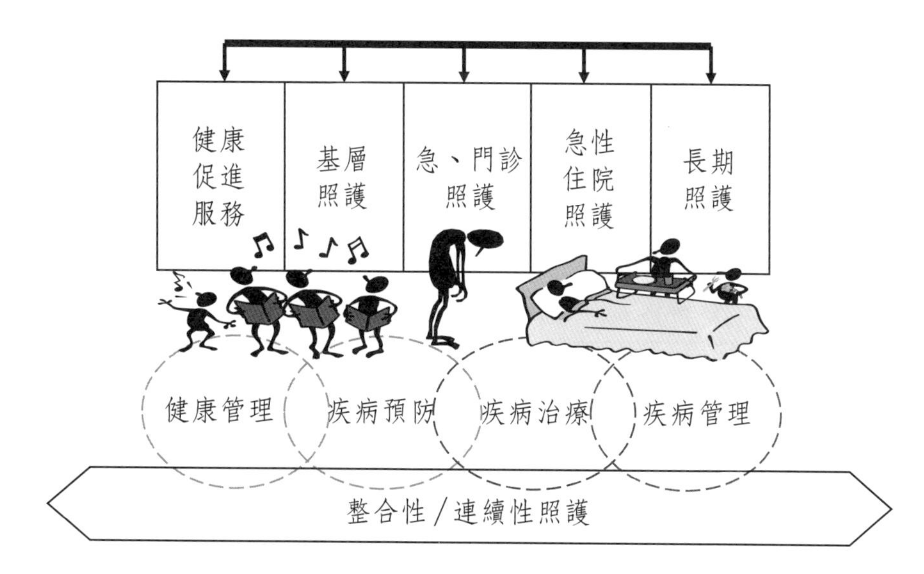

圖25　無MPI連結的資訊整合模式

勢，包括結果（outcome）導向量測。當然，是否要實施MPI資訊系統，則應考慮該系統建置後是否能爲整合組織帶來一定的價值與貢獻，例如提升照護品質、進行費用控制、增加競爭優勢等等。

二、系統化排程

系統化排程（enterprise scheduling）亦爲整合組織中常見的一種資訊應用方式，其目的在於將整合組織中有限資源在成員間做最適當的分配，並且有效地安排及監測服務使用。建立系統排程並不是一件容易的事，因爲它必須要考慮到整合組織旗下成員既有的排程系統，因此在發展過程中可能面臨很多挑戰。

排程系統通常應用於服務或資源的配置，如手術室手術排程（見表6）、住院床位排程、檢查／檢驗排程等等。系統化排程必須要具備一些獨特的功能，包括資源需求衝突時的解決方式、可用資源的搜尋、多項資源組合安排（包括醫師、空間、儀器、技術師等等）、提醒警示功能、取

表6 系統化手術室手術排程範例

<table>
<tr><th></th><th>手術室1</th><th>手術室2</th><th colspan="2">手術室3</th></tr>
<tr><td>星期一</td><td>整形外科</td><td>神經外科</td><td colspan="2">心臟外科</td></tr>
<tr><td>星期二</td><td>整形外科</td><td>神經外科</td><td colspan="2">心臟外科</td></tr>
<tr><td>星期三</td><td>一般外科</td><td>神經外科</td><td>骨科</td><td>心臟外科</td></tr>
<tr><td>星期四</td><td>一般外科</td><td>泌尿外科</td><td colspan="2">骨科</td></tr>
<tr><td>星期五</td><td>一般外科</td><td>泌尿外科</td><td colspan="2">骨科</td></tr>
</table>

消功能、等待功能、循環預約功能，以及資源使用報表等。舉例來說，手術室排程系統功能包括處理各臨床科別共享有限手術空間時，使用的優先順序；顯示／搜尋目前尚未使用／使用中的手術房空間、儀器及人員等等；提醒醫療人員特定手術房的下一時間點手術使用科別；取消預定使用手術室行程；急診刀進入等待功能，或是循環預約某些時段的手術室使用等。當然除了臨床方面排程功能外，系統化排程系統亦常應用於行政管理方面，如員工排班、物流管理（如自動採購／下訂單）等等。

雖然排程系統有其一定的優點，然在跨功能的實務應用上亦有其潛在的限制。舉例來說，一些組織的排程設計一開始只針對醫院住院床位的安排，因此便無法適用於門診排程上。反之，當排程系統只針對門診預約服務設計時，便無法用來安排其他資源（如核磁共振儀器）的排程設計。除此之外，因為過去大部分的排程系統皆是以單一機構或目的來設計的，所以各排程系統便無法眞正地整合使用。

系統化排程強調將整合組織旗下成員，如醫院、基層醫師、居家照護機構、護理之家等的所有排程系統做一連接，共同來規劃整合組織所擁有的資源（包括人力、物力、空間、儀器設備等等）。舉例來說，整合組織中僅有一家醫院擁有正子斷層造影（Positron Emission Computed Tomography: PET），在此有限資源下，則整合組織應有集中化、系統化的資訊排程系統，以統一規劃增進該整合組織有限資源的使用效率。當然，並不是所有的經營業務皆需以集中化、系統化的排程系統來規劃之，舉例來說，如果有些業務管理是較屬於單位化或機構個別性的，則整合組織旗下成員便可以各自建立所需的排程系統。除此之外，系統化排程系統亦有其他優點，包括提高時間效率、提升資源使用的適當化（如人力、空間、儀器設備等）、增進整合組織旗下成員間的互動（如服務線、科／部門或子機構）、並提高整合組織旗下成員服務品質的一致性等。

雖然系統化資訊排程系統具備很多優點，但是對於整合組織高階管理者或資訊系統規劃者來說，仍具有相當大的挑戰；這些挑戰主要來自於「對資源的掌控權力」議題。舉例來說，整合組織旗下部分成員可能並不允諾其他成員在未經許可情況下，自行進入系統化排程資訊系統來預約特定成員所提供的服務，尤其是這樣的介入可能會影響到特定成員例行或已預定的排程。舉例來說，整合組織旗下僅有A醫院的核子醫學部門擁有正子斷層造影（PET）設備及技術，而在進行PET預約時，該院的核子醫學部門並不希望整合組織旗下其他成員在未告知而先行進入資訊系統中來進行預約；這是因爲在服務提供的排程規劃方面可能還需要兼顧一些特殊的考量，包括申請單位的服務使用優先順序、病患服務需求的急迫性，或特殊人情事件等等。對於多成員的整合組織來說，服務排程的規則必須要事先制定，如加入必須的條件限制，否則系統化排程資訊架構便無法發揮其應有的功能；甚至即使推行後，員工仍無法善用來規劃作業流程。

執行系統化排程的另一個挑戰，在於對新資訊科技本身價値的質疑，包括資訊科技技術本身的屬性、功能及品質，更重要的是這些新的資訊科技是否眞的可以比現有的資訊系統功能或作業執行方式，來得更好（如正確性）？是否與整合組織旗下成員現有的資訊架構相容？以及在引進新系統時，員工的學習曲線不至於過長且接受度高等，這些皆是業者在推行或投資新系統時必須要同時考量的。

三、一般性介面引擎

整合組織旗下成員既有的多平臺、多供應廠商的資訊系統，使得進行資訊整合工作時，必須同時處理多介面使用者、同資料多重傳輸點，及儲存點等問題。若相同資料具有多重傳輸點及儲存點時，則會破壞資料儲存的完整性，並且會增加資料維持管理的複雜性。在過去，醫療業者藉由控制資料傳輸點數量，來減少系統中太多介面的衝突管理問題，以保持資料完整性；但是當組織大型化、子成員多元需求下，業者將面臨兩大難題——一爲要限制資料輸入點數，將降低使用者資訊使用的便利性及可近性；二爲若仍保持高數量的資料傳輸點，則將會造成整合組織在資訊維持管理時的複雜性。

對於整合組織來說，要發展、維持及管理不同資訊系統間的大量介面數量，在成本花費上是相當可觀的。在圖26A中，假設整合組織中現存六

(A) 無一般性介面引擎介入：最多介面數量 n (n-1)

整合組織

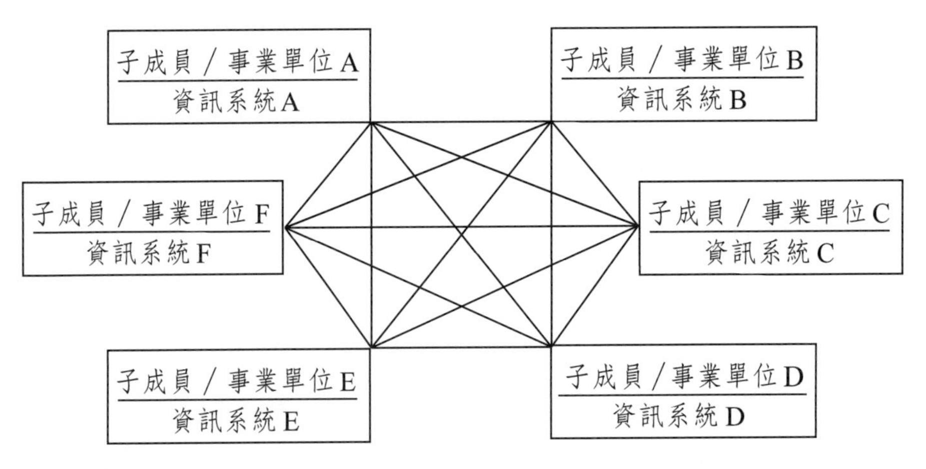

註：方形格代表整合組織中的成員

圖26　一般性介面引擎系統於整合組織中的應用

資料來源：改編自Kissinger, K., & Borchardt, S. (1995). Information Technology for Integrated Health Systems: Positioning for the Future. p.162-163. John Wiley & Sons, Inc.

(B) 一般性介面引擎介入：最多介面數量 2n

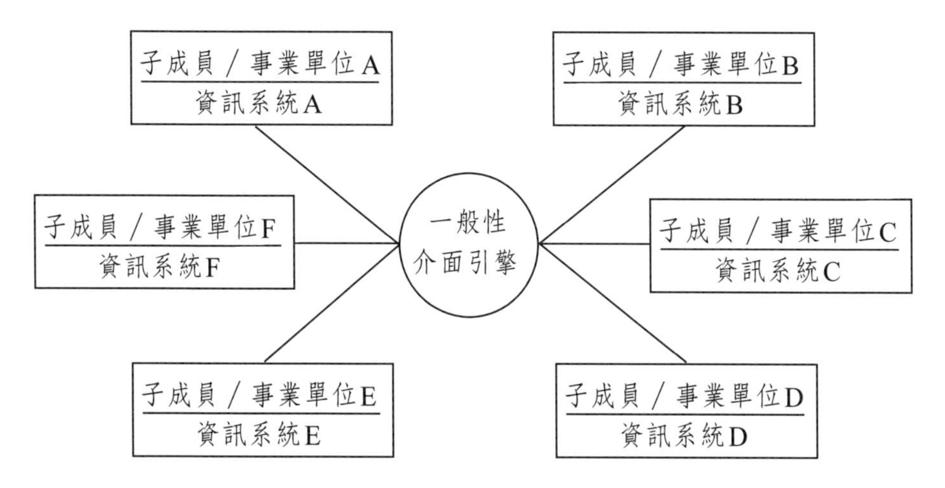

註：方形格代表一整合組織中的成員

圖26　一般性介面引擎系統於整合組織中的應用（續）

資料來源：改編自Kissinger, K., & Borchardt, S. (1995). Information Technology for Integrated Health Systems: Positioning for the Future. p.162-163. John Wiley & Sons, Inc.

個資訊系統，假設該六個資訊系統彼此並不相容，即每一個系統與其他五個系統皆需要有個別的介面處理。在這種情況下，該整合組織的六個資訊系統將會產生30個〔即6×(6-1)〕點對點的介面數量，這樣的情形在整合組織規模增加時會更顯得複雜。

一般性介面引擎（universal interface engines）系統可以用來解決這個困境。只要建立一個介面引擎，便可幫助各個系統進行訊息轉譯，來降低整合組織旗下成員的多介面數量。延伸前面圖26A之例，當建立介面引擎時，則面對整合組織中既存的六個資訊系統時，只需12個（即2×6）介面數（如圖26B所示）。雖然建立一個介面引擎有一定的成本花費，但與嘗試去連結多個不同資訊系統相較，仍不失爲一個降低成本的較佳選擇。一般來說，利用介面引擎轉譯資訊的方式有三步驟：第一、介面引擎從各系統中取得訊息；第二、介面引擎接著重新轉譯所收到的訊息；第三、轉譯完的訊息再由介面引擎發送至標的系統。

第五節　整合組織的資訊統轄結構【6】

整合組織內部通常有一個以上的資訊部門或單位，以連結各成員（子機構、科／部門或服務線）間的資訊流通。整合組織常見的資訊結構模式，包括外包式模式（outsource model）、集權模式（centralized model）、分權模式（decentralized model）、集權－分權混合模式（centralized-decentralized model），以及虛擬模式（virtual model）等等。當然，各類資訊結構模式並非只限於這些，業者可依自身組織的狀況進一步地來做調整。

一、外包模式

資訊外包模式（outsource model）係指將整合組織所須的資訊系統委託外界專業公司（即外包公司）來辦理（圖27）。一般來說，資訊外包公司可較迅速地、較專業地提供組織所須要的資訊系統，尤其在考量成本壓力下（包括聘請全職資訊人員的高額人事成本、無預期的資訊費用等等），醫療業者將資訊系統外包的現象普遍存在。

資訊外包模式常適用於：(1)專業資訊人才難以獲得；(2)現存的資訊部門無法因應目前的需求；(3)組織管理階層希望維持一定的資訊系統花費；(3)組織高階管理者無法全力投入了解資訊科技的趨勢，但希望組織內資訊系統仍具有相當的專業性，因此委託外界資訊專才來辦理。

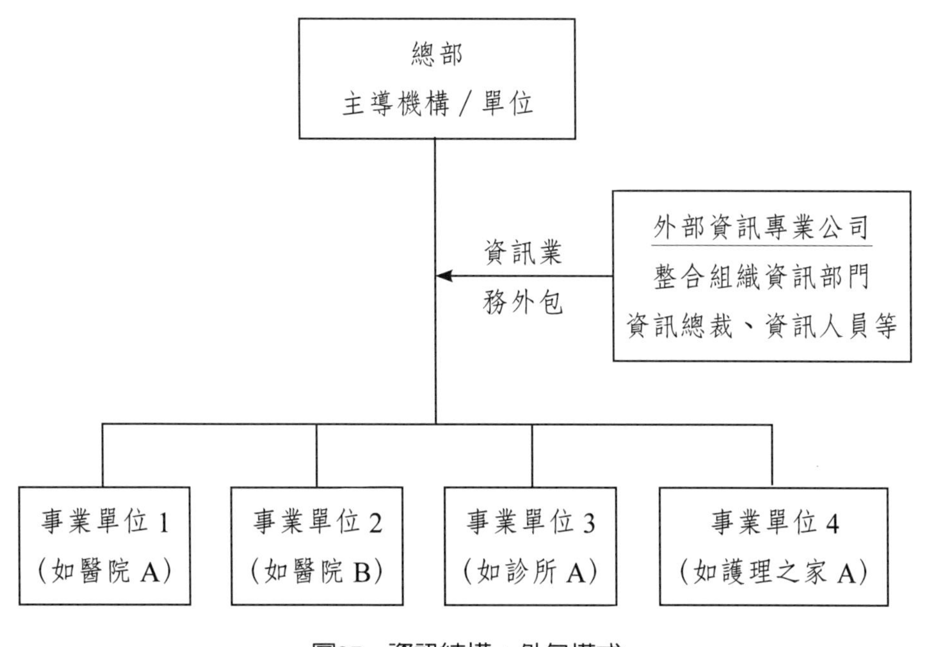

圖27　資訊結構：外包模式

二、集權模式

圖28顯示整合組織的集權模式（centralized model）資訊架構，此模式常見於體系式整合組織中。一般來說，集權模式特色在於不管整合組織的規模多大（即成員多寡），通常只會有一位資訊總裁（Chief of Information Officer: CIO），而旗下子成員分別設有資訊系統管理（Management of Information System: MIS）主管。資訊總裁爲整合組織的資訊需求最終決策者及意見領袖，當然整合組織的資訊總裁與各分部的資訊主管必須不斷地溝通，以了解旗下各成員的資訊需求，並確保資訊相關計畫確實執行。

一般來說，集權模式常適用於：(1)整合組織資訊系統資源的分配有限時；(2)整合組織資訊領域需要有強勢的領導者；(3)整合組織旗下成員對資訊需求及管理有困難達到共識時；(4)資訊分權無法在整合組織運作達到經濟規模時。

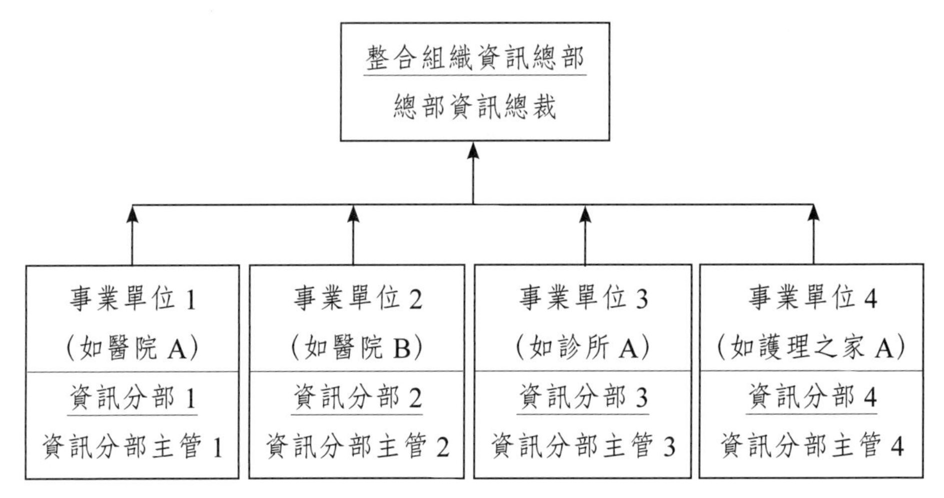

註：資訊分部（主管）不一定要每一事業單位皆設置一個（位），有時候資訊分部的設置類型及數量可依第五章統轄設計中的子委員會設立原則來規劃之。

圖28　資訊結構：集權模式

三、分權模式

分權模式（centralized oversight model）常見於組織網絡式整合組織設計中。在分權模式裡（圖29），整合組織旗下成員的資訊系統主管（MIS Director）係爲各成員的資訊決策者，換句話說，如果A醫院提出資訊相關的需求時，則由A醫院的高階主管及資訊主管來評估及決策，而非由總部的資訊總裁或總部的高階主管來作最後決定，此即爲資訊分權概念。總部資訊總裁的職責在於協調整合組織旗下成員間的資訊業務規劃及運作的相容性及共享性。分權模式適用於當整合組織：(1)無經費來支援系統化的資訊資產架設；(2)各成員所需要的資訊大不相同且較不相關；(3)各成員已有既定的資訊需求；(4)集權化決策無法即時地進行，而必須有賴各成員分別管理等。

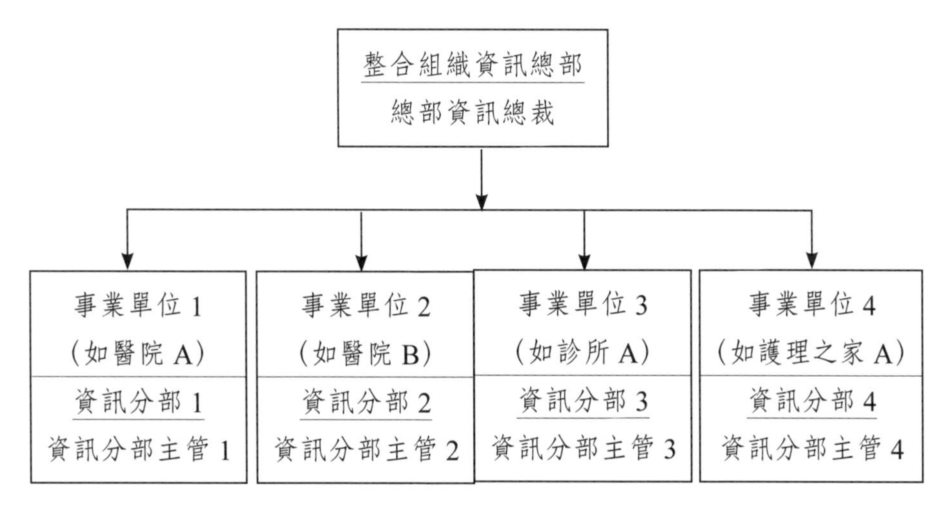

註：資訊分部（主管）不一定要每一事業單位皆設置一個（位），有時候資訊分部的設置類型及個數可依第五章統轄設計中子委員會設立原則來規劃之。

圖29　資訊結構：分權模式

四、集權—分權混合模式

集權—分權混合模式（centralized-decentralized model）係兼顧集權及分權資訊結構特質（見圖30），常見於混合式[2]整合組織（即整合組織同時具有體系及組織網絡性質）。在此模式中，整合組織資訊系統總決策權

2　爲一整合組織組成成員之基本結構模式之一型，讀者可參考本書圖14及相關內容之說明。

是仰賴於總部的資訊總裁，其決策可供旗下契約成員參考，並負責整合、協調整合組織旗下成員（體系或契約成員）對特定資訊的需求；但旗下契約成員仍保有個別化資訊需求的自主權。

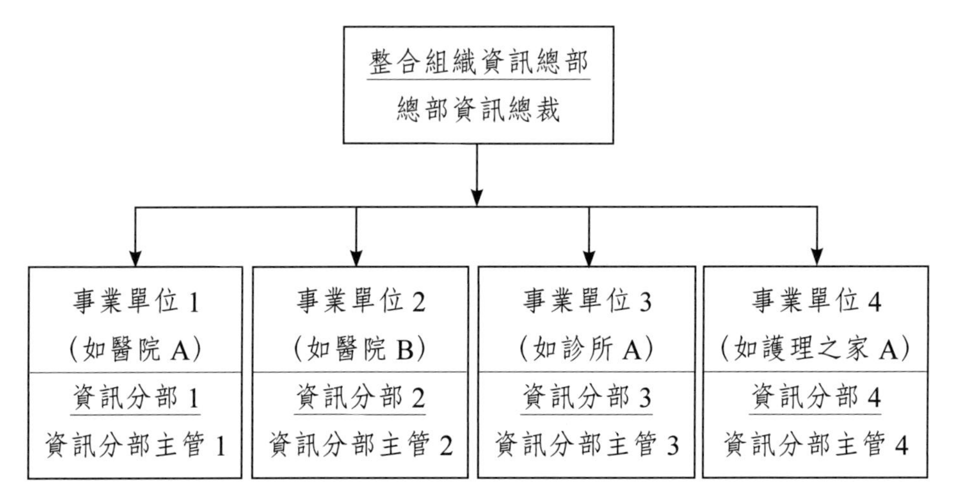

註：資訊分部（主管）不一定要每一事業單位皆設置一個（位），有時候資訊分部的設置類型及個數可依第五章統轄設計中子委員會設立原則來規劃之。

圖30　資訊結構：集權—分權混合模式

五、虛擬模式

虛擬模式（virtual model）可發生於前面所述的集權、分權，以及集權—分權混合模式。該模式係指資訊部門將某些業務委託外界來支援，但整合組織的資訊總裁及資訊部門主管仍爲整合組織中的員工編制（見圖31）。此模式與外包模式類似，但可降低外包公司的投機行爲，並直接監控外包公司的業務。

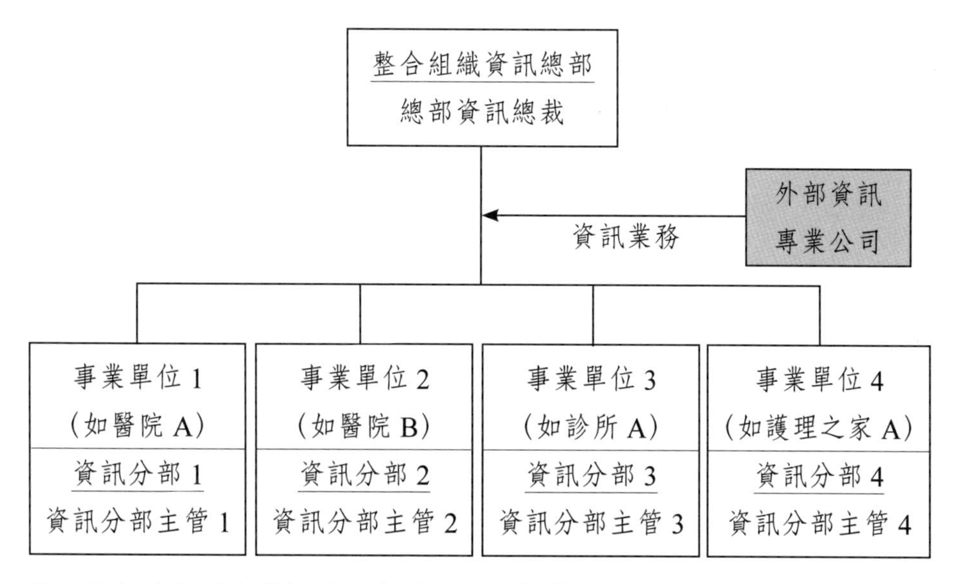

註：資訊分部（主管）不一定要每一事業單位皆設置一處（位），有時候資訊分部的設置類型及數量可依第五章統轄設計中子委員會的設立原則來規劃之。

圖31　資訊結構：虛擬模式

第六節　確保資料的安全性【7】

資料安全性是對資訊系統的一種保護，以避免無授權者侵入資訊系統，或是避免授權者無法接近資訊系統。資料安全性議題對於病患資料的處理尤其重要，除了確保病患本身隱私權外，亦要確保業者（例如醫療機構、醫護相關人員等）在資訊使用上的適當性。一般來說，資訊系統安全性必須要包括六大方面：授權（authorization）、確認（authentication）、完整性（integrity）、過程審核（audit trails）、災難預防與修復（disaster prvention/recovery），以及確保資料儲存與傳送

（data storage and transmission）的安全性。

「授權」意指「誰可以來使用資料」？換句話說，授權係指授予使用人資料使用的權利，也就是對資料可近性的權利，包括授予使用者對於整合組織資訊資源的分享權利（即傳送及接收）。

「認證／確認」包含兩種意義，其一爲確認資料使用者的身分，其二爲確認資料來源的確實性。確認資料使用者身分的方法很多，例如可用生物測定法（如指紋、網膜紋、聲紋等等）、辨識卡、密碼等，當然，這些不同辨識身分方法可以同時並用來鑑別使用者的身分。通常爲了避免非授權者假借授權人之名來取得資料，常在授權者未使用資料一段時日之後，即自動停止授權者資料讀取權利，而授權者必須再次申請以獲得再次使用的權利。另外，當授權者從非特定終端機進行資料讀取時，即自動終止資料讀取權利，以降低非授權者入侵的機率。

「完整性」係指資料的正確性、一致性及完全性，也意味資料只能在特定授權的情況下才能作更改。資料的完整性可以從幾個層面來談，包括資料本身、資料系統層次、組織整體，以及跨組織間聯繫等運作層次。對於資料本身的完整性來說，錯誤的資料將導致醫療業者在進行病患治療處置決策時產生莫大的錯誤，因此資料必須避免在未授權的情況下遭人修改或破壞。資訊系統層次的完整性涉及軟體設計的品質，而有些新開發的軟體可能因爲設計不良，而導致整個資訊系統不穩定，甚至可能毀損珍貴資料。另外，資訊系統外包廠商無法開發出適用的軟體時，也將導致醫療業者在資料連結上的困難。組織層次的完整性係指在自動化系統執行時，能夠發揮正確無誤的執行功能，以及兼具執行的方便性，例如資訊系統操作方式簡單易學，且操作過程不需要太繁瑣。另外，資訊系統當機處理需要有相關的配套措施，包括如何在最短的時間內修復中毒或當機等資訊危機事件，以及修復時期可用的備用方案等。跨組織聯繫運作主要在於將個別組織的完整性延伸到跨組織的運作關係，該層次的資訊聯繫目標必須要靠上述四個層次的完整性來達成。

「**過程審核**」係指將所有發生在組織的資訊作業活動依時間來做監控，監控項目包括活動發生的時間、地點及活動本質等等。資訊審核（監控）的好處在於幫助偵測資訊系統中可能產生的缺點（即使用限制），並可以發現組織中資訊活動是否按照規定來被使用。資訊審核的內容通常亦包括資訊使用者的身分確認、資料來源、個人健康資料、使用者，以及參與機構資格等。

「**災難預防與修復**」係指組織在面臨不可預知的事件時所需要進行的補救措施，以補救在突發事件中所可能造成的資料遺失或損壞，進而造成後續更大的損失。不可預知的事件包括電腦資訊系統因火災、颱風、地震、人爲蓄意破壞或不明原因等等。而爲了防止資料在無法預知的情形下遺失，通常必須要將組織中的資料做備份儲存。

「**資料儲存與傳送**」包含資料的儲存與傳送兩大概念。資料儲存（data storage）係指資料於實體位置的保存，需要考慮處理器（Central Unit Processor: CPU）速度，儲存設備容量、傳輸線（cable or channel）頻寬、工作站（workstation）的儲存安全性等，而其他如資料儲存的永久性、耐久性、系統維持及過時等議題，亦必須要同時考慮。另外，資料保留時效性亦是資料儲存必須兼顧的重點之一。資料傳送（data transmission）係指資料於發訊者與接收者間的訊息流動，對於實施病歷資訊化的組織來說，是一項重要的挑戰，尤其是對於整合組織旗下成員的資訊交換。整合組織在面臨旗下成員解約的過程中，最擔心的即是病患資料最後歸屬議題，也就是擔心病患資料被解約夥伴取走。有關整合組織旗下成員的資料歸屬權，可利用防火牆來做一把關。防火牆是資料介面間的一種阻隔，根據管理者所訂定的規則，來確保資料發放及收回。

總結

在資訊科技發達的今日，資訊科技的「技術性」已經不再是個問題；相反地，資訊科技開發者所在乎的是如何將資訊科技變得更加「人性化」，包括在學習及使用方面，如此資訊科技才能夠眞正深入作業中， 員工及消費者謀取最大的經濟效益。

對於整合組織來說，如何建立一個共享、共有的資訊系統，是業者邁向整合之路最大的挑戰，而兼顧標準化的系統效率與個別化的使用者需求，更是設計整合組織的基本原則。整合組織在投資及建立所須的資訊系統時，必須要同時考慮到旗下成員對資料／資訊的需求狀況，對於交易頻率（如病患轉介／診）低的成員，應與交易頻率高的成員之資訊需求設計是有所不同的；甚至成員間的交易類型，如進行的是醫學教育交流，抑或是病患轉介／診等不同狀況，亦會影響資訊系統建構內涵。因此，整合組織必須要先確認運作的目的及策略，避免資訊軟、硬體過度投資，如此才能發揮資訊科技預期的功能。

附錄——整合組織旗下成員資訊整合活動檢核表【11】

整合組織旗下成員可實施以下各項活動來促進成員間的資訊整合：

- 建置電子化病歷系統
- 建置地方區域網路相互連結臨床資料庫
- 建置地方區域網路相互連結臨床服務使用
- 建置地方區域網路相互連結行政資料庫
- 建置地方區域網路相互連結行政業務功能，如聯合掛號、批價等等
- 建置地方區域網路相互連結管理資訊功能
- 建置聯盟資訊網頁

參考文獻

【1】Robbins, S.P., & Coulter, M. (2013). Management. 12th edition, Pearson.

【2】Kreger, M., & Weiss, L. (1987). Computer Applications with the Continuum of Care. In C. Evashwick & L. Weiss (Eds.). Managing the Continuum of Care: A Practical Guide to Organization and Operations. Rockville, MD: Aspen Publishers.

【3】Evashwick, C.J. (1993). The Continuum of Long-Term Care. In S.J. Williams & P.R. Torrens. (Fourth ed.), Introduction to Health Services. Chapter 7. Delmar Publishers Inc.

【4】Houtz, J.H., & Okstein, C.J. (1996). Information Systems Drive Health Care into the 21st Century. Medical Group Management Journal, 43(5), 64-69.

【5】Young, D.W., & McCarthy, S.M. (1999). Managing Integrated Delivery Systems: A Framework for Action. Chicago, Ill., Washington, D.C. Health Administration Press.

【6】Kissinger, K., & Borchardt, S. (1995). Information Technology for Integrated Health Systems: Positioning for the Future. John Wiley & Sons, Inc.

【7】Glaser, J.P., & Hsu, L. (1999). The Strategic Application of Information Technology in Healthcare Organizations: a Guide to Implementing Integrated Systems. McGraw Hill.

【8】Ciotti, V.G., & Griffith, J. (1998). Pitfalls to Avoid When Merging Information Systems. Healthcare Financial Management, 52(6), 66-69.

【9】Mousin, G., Remmlinger, E., & Weil, J.P. (1999). Selectivity Should be Exercised When Determining Which IT Functions are Best Integrated in an Integrated Delivery System. Healthcare Financial Management, 53(2), 47-50.

【10】Friedman, R. (2002). Medical Informatics. In Daniel M. Albert (ed). A Physician's Guide to Health Care Management. Chapter 17. Backwell Publishing.

【11】Lin, B.Y.J. (2007). Integration in Primary Community Care Networks (PCCNs): Examination of Governance, Clinical, Marketing, Financial, and Information Infrastructures in A National Demonstration Project in Taiwan. BMC HSR, 7, 90 (19 June 2007).

第八章　財務設計

章節大綱

長久以來，各國醫療業者及衛生政策制定者皆努力關注醫療成本（cost）、醫療品質（quality）及醫療照護服務的可近性（accessibility）議題。美國早期（1960年代前）面臨醫療費用激增，使得在1970年代中期國會立法通過，開始鼓勵以健康維護組織（Health Maintenance Organization: HMO）論人計酬（capitation）支付方式，來控制國家整體醫療成本。在1980年代，美國開始實施DRG（即固定費用：flat fee）支付制度，以及落實管理式照護的論人計酬支付理念，使得醫療業者從傳統的價格制定者角色，轉變爲醫療價格的接受者角色。

論人計酬的支付制度與全人化的照護理念、整合性照護概念不謀而合。從支付者（政策制定者）角度來說，論人計酬鼓勵醫療業者注重人的整體性，鼓勵業者善用預防、保健等觀念，並有效地利用醫療資源，以獲取最大利潤。而從醫療業者角度來說，論人計酬支付制度促成醫療業者進行跨服務供應鏈階段進行臨床服務整合，以因應消費者的連續性照護全人化服務需求，也使得美國醫療業者因應論人計酬管理式照護趨勢下，興起了組織整合熱潮的主要因素之一。

整合組織的形成常被視爲是論人計酬支付制度及管理式照護下的產物，當整合組織旗下成員可針對各功能單位進行財務規劃與管理時，是可以爲整合組織帶來新的經營價值。在整合組織整體財務規劃時，常以財務分權的財務責任中心類型作一討論，並探討如何將這些不同的財務責任中心歸劃與整合組織旗下成員（事業單位）的特色作結合，以評估整合組織旗下成員的財務責任與績效表現【1】。

因此，本章的前半段將介紹論人計酬支付制度的基本概念，並提供醫療業者在面對該支付方式下應有的態度與行爲因應。並在本章的後半段介紹整合組織以財務績效分權概念來進行整體財務規劃。

第一節　論人計酬支付制度的因應方式【2】

在面對論人計酬支付制度時，業者應該具備相關的知識及因應技巧，包括：(1)了解論量計酬支付方式與論人計酬支付方式之差別及因應方式；(2)解釋論人計酬財務風險分擔方法；(3)了解如何以停止損失上限保險來保障醫療業者的財務損失；(4)因應論人計酬支付制度時應作的組織變革。

一、論量計酬與論人計酬：差異與因應

本書第二章已針對各種不同支付制度，包括論量計酬、論日計酬、論病例計酬，以及論人計酬等支付方式做了基本概念介紹。在介紹論人計酬支付制度時，以較爲熟知的論量計酬支付制度來作一對比，以了解在面對論人計酬支付制度趨勢下，醫療業者在認知與作爲上應有的改變。

學習新的經營技巧，以及接受多元、合作性的文化，似乎是醫療業者在支付制度轉型時必須要具備的兩種基本心態。舉例來說，在論量計酬支付制度下，消費者高服務使用率將爲醫療業者創造較佳的財務業績；然這樣的給付方式也使得醫療業者在臨床治療行爲中，容易忽略從「全人」的角度來看待病患，常以「頭痛醫頭，腳痛醫腳」的方式來從事照護工作。在論量計酬支付制度中，支付者（payor）較無法介入醫療業者的醫療決策，也使得醫療業者容易以片段化、自我經驗式的照護行爲來醫治病患，以致於流於無效率、規避風險，以及追求短期性財務目標的情境。在論人計酬支付制度中，將強調以「人」爲主體的經營概念，以合作性、團隊性照護團隊，來有效地管理病患照護服務，以獲取最大的利潤。表7呈現在面對兩種不同的支付制度時，醫療業者在心態上需作的轉變或調適。

表7　醫療業者因應論量計酬與論人計酬支付方式應做的心態轉變或調適

支付方式	論量計酬	論人計酬
醫療業者因應行為	・獨立性	・合作性
	・防禦性的醫療行為 ・片段化、自我經驗式的照護行為 ・片段化、自我經驗式的醫療決策	・團隊、實證的醫療行為
	・醫療自主性	・與管理功能結合及管理者合作 ・適應性
	・無效率	・有效地管理病患照護服務
	・傳統式	・創新性
	・小規模、片段式經營	・強調全人化的經營（即以病患為核心、成本控制、品質照護）
	・規避風險	・注意危機管理
	・追求短期性財務目標	・追求長期性財務目標

二、論人計酬的財務風險分配（capitation risk-sharing）

就如同其他支付方式一樣，論人計酬是眾多支付方式中的一種，因此不應將它視爲支付制度中絕對的萬靈丹或一種約束醫療業者價格或自主性的利器。每個支付方法必須要善用其特色並妥善地規劃，才能眞正發揮價值。一般來說，論人計酬支付制度要有效地發揮價值，必須要把握住四項原則：(1)論人計酬來支付的服務範疇必須要清楚地界定；(2)對於可有效管理服務利用的醫療業者，應提供較優渥的論人計酬費率；(3)醫療業者對於影響其財務風險承擔的醫療服務，應具有最終的決策權；(4)對於整合組織業者來說，應盡量選擇自己旗下成員來提供論人計酬下受保人所需的服務，以增加業者的議價空間，並強化成員間的財務誘因。上述四項原則雖看似抽象，但是在實務管理上是相當的實用，尤其這些原則可以幫助醫療人員更有效地執業。當然，論人計酬支付制度所誘發出的醫療臨床治療行爲，必須同時考量病患需求及照護品質，並強調所有在論人計酬下的醫療業者的共享財務誘因及風險。

在論人計酬、以人爲核心的照護概念下，各類健康及醫療照護業者間，必須要建立共享財務誘因及風險分擔機制[1]。圖32呈現整合組織旗下成員─醫院業者與開業醫師業者（包括基層醫師及專科醫師）的共享財務風險模式。在圖例中，支付者是以論人計酬方式將一筆資金分別分配至醫院業者資金槽（fund pool）及開業醫師業者資金槽中。在醫院業者資金槽內資金，可分爲兩大部分，一爲支付給醫院業者的論日計酬費用；而另一則爲醫院業者資金槽中的盈餘款A。對於盈餘款A則是由開業醫師業者與醫院業者共同享有（分擔）此財務資金（風險），這是因爲醫院業者與開業醫師業者雙方對於如何使用醫院資源皆具有一定的影響力（例如，開業醫師業者有權決定病患是否需要轉介來使用到醫院資源；而醫院業者則決定病患入院與出院時機，並在病患住院期間對病患做最有效的醫療資源管理等）；因此醫院業者與開業醫師業者可以同時共享（分擔）醫院的財務資金（風險）；至於醫院業者與開業醫師業者雙方對盈餘資金A的比例數值，則由醫院業者及開業醫師業者雙方來共同商議決定（X% vs. (100－X)%）。通常設定分配比例數值是較具挑戰性的一環，因爲雙方必須要確實地討論並確認創造盈餘的最大功臣─功勞多者應可分得較多的資金。因此

---

1 共享財務誘因及風險分擔機制亦可應用在促成一些政策推動，如基層醫師與醫院間的整合（轉診）制度建立。

醫院業者最後的總收入即爲（論日計酬收入＋醫院資金盈餘(A)×X%）。

另一方面，在開業醫師資金槽中，除了原先受保人的論人計酬資金入帳外，亦包含醫院資金槽盈餘的 (100－X)%。在開業醫師資金槽的流向，可分爲三個部分：一爲論人計酬方式給予基層醫師的受保人照護費用（右側箭頭[1]）；二爲論量計酬方式支付給專科醫師的照護費用（右側箭頭[2]），以及扣除前兩項後的盈餘款B（右側箭頭[3]）。同樣地，開業醫師資金的盈餘款B應該如何再分給基層醫師與專科醫師（即Y% vs. (100－Y)%）呢？則須要思考究竟基層醫師與專科醫師雙方到底何者才是創造盈收（資金盈餘）的最大功臣，以貢獻度訂定比例值。另外，當開業醫師盈餘款B再回攤給專科醫師（們）時，即（開業醫師盈餘基金×Y%），因專科醫師是以論量計酬被給付，所以專科醫師間盈餘款分配多寡，則以專科醫師（們）所獲得的轉介病患量多寡作爲計算依據。

在設計論人計酬下的財務風險分擔上，必須將整合組織旗下成員間建立一致的財務誘因，而這些財務誘因才能將整個健康及醫療服務制度導向全人的照護分級的概念。在圖32中的範例裡，是以美國醫療業者在論人計酬制度下所作的財務風險分擔規劃。而讀者必須特別注意，在美國的醫療業中，其照護分級是相當清楚的——由基層醫師把關，再依病人需要向後轉送至專科醫師或／及急性住院照護（即醫院）中。這樣的分級概念與臺灣現有的醫療制度是不同的，舉例來說，不似美國急性醫院專指急性住院照護提供者，臺灣的醫院仍具有基層照護（如家庭醫學科等）之功能，因此當臺灣醫療業者或政策制定者希望藉由美國論人計酬制度來應用於臺灣的醫療業者時，必須要特別注意將醫院的多元角色先作一澄清，以免造成醫院、開業專科醫師，以及開業基層醫師之照護角色混亂與重置性，進而影響整體醫療資源與功能的運作。

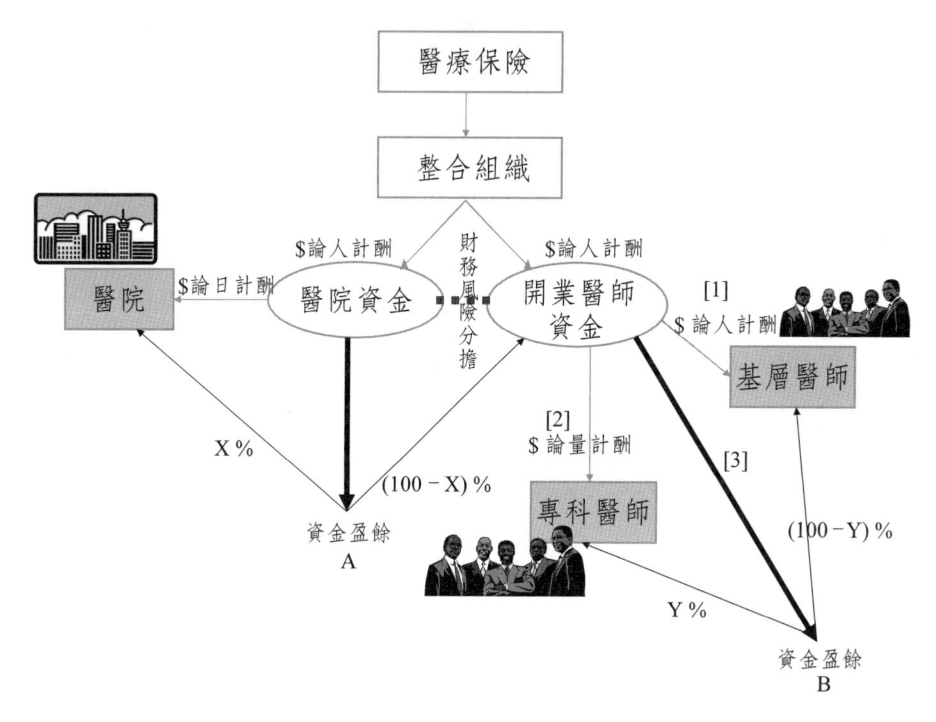

圖32　整合組織論人計酬財務風險分擔——以基層開業醫師與醫院成員為例

資料來源：Mayer, T. (1997). Governance, Structure, and General Operations of Physician-Hospital Organizations. In G.G., Mayer, A.E., Barnett, & N.P. Brown, (Eds.). Making Capitation Work: Clinical Operations in an Integrated Delivery System. p.8:10. An Aspen Publication.

三、停止損失上限保險

停止損失上限保險（stop-loss limit insurance）目的在於保障醫療業者，避免因爲特殊病患案例的高度醫療成本花費，而產生高度財務風險承擔。當醫療業者投保$20,000停止損失上限保險時，若病患在某次醫療成本花費超過$20,000時，則保險公司便會將該醫療業者超出$20,000成本費用金額，以折扣方式進行部分給付。如此一來，醫療業者便不需要爲醫治病患所產生的高度風險作「完全」承擔。舉例來說，醫院業者以$30,000價碼作爲每例CABG手術病患的醫療收費，但如果病患因本身罹患其他手術高危險病症及有併發症，則$30,000固定支付金額似乎是無法涵蓋該病患的醫療花費，甚至可能比預期高出數千元的醫療支出。如果該醫院業者購買了停止損失上限保險，則當病患狀況較差而導致更大的財務支出風險時，保險公司將與該醫院業者針對財務超額的部分進行風險分擔。

舉例來說，保險公司與醫院業者協商以$50,000，作爲該醫院爲病患進行CABG手術時所須承擔的最大財務風險責任，則當 CABG手術病患醫療費用超過該醫院業者所須負擔的最大財務風險（$50,000）時，保險公司便願意支付病患的超額費用，但通常保險公司不會支付全部的超額費用，而是先將超出的金額做一折扣後，比如說打個八折後，以作爲保險業者財務風險分擔金額。也就是說，保險公司僅支付80%的超額費用[2]：

假設保險公司與醫院業者事先協議CABG手術病患手術價碼為$30,000，同時，保險公司與該醫院業者有「停止損失上限保險」協議，限額為$50,000。則當病患進行CABG手術所需的費用為 $75,000時，請問此時保險公司須為該病患支付多少費用給醫院業者呢？

計算方式：

$30,000	+	$20,000
最初協議提供病患進行CABG 手術之給付價格（論病例計酬價格）		超出停止損失限制額度時，保險公司所需多支付的金額〔即80%×($75,000 － $50,000)〕

[2] 本範例取自陳金淵、林妍如合譯，2002，醫療財務管理，頁 441-442，雙葉書廊。〔原著：Zelman, W.N., McCue, M.J., & Millikan, A.R. (1998). Financial Management of Health Care Organizations. Blackwell〕

其中，因為停止損失限制額為$50,000，所以該醫院業者不需負責的超額費用即為$25,000（也就是$75,000－$50,000）。再者，因為保險公司只願意為80%的超額負責，所以在停止損失限制超出額度的部分，保險公司只須支付該醫院$20,000（即80%×$25,000）。因此，保險公司針對該病患應給付給醫院的總費用為$50,000（即$30,000＋$20,000）。

四、組織的變革 ── 如何因應論人計酬支付制度

由於醫療照護成本節節高升，各種不同的管理式照護方法紛紛出籠，而論人計酬支付制度被預測爲支付制度的主流。不管是論人計酬、論病例計酬，抑或是論日計酬等支付方式，皆與傳統由醫療業者價格制定角色有所不同。

當支付方式慢慢轉變爲論人計酬制度時，對於醫療業者來說，初期並不會感到相當的壓力，尤其是當論人計酬的服務項目收入占全組織總收入比例不大時，醫療業者並不需要做太大的改變來因應。然醫療業者面對論人計酬支付制度時，在心態上仍是必須要作些心理準備。

在國家推行論人計酬支付制度的初期，醫療業者可以開始進行一些因應措施（見表8）。舉例來說，醫師是醫療業中的靈魂人物，更是病患服務需求的主要醫療決策者，因此關鍵著病患對醫療服務資源使用的類型（如基層照護、專科照護、住院照護等等）、頻率（如回診與否，特定疾病照護連續性等所造成的不同醫療資源使用量）、強度（如加護單位照護、一般病房照護、居家照護等不同的醫療照護程度）等。因此，如何協助醫師熟悉論人計酬支付制度的特性，是成功地推行論人計酬支付制度的重要關鍵，包括高階醫師主管必須確實了解支付制度基本特性，並主動規劃轉型過度期所需要進行的行政管理或臨床活動，以降低醫師及其他醫事

表8　醫療業者因應論人計酬支付制度之措施

因應方向	行動方案
員工學習與教育	1. 加強醫師院長及高階主管的領導及應變能力
	2. 尋求對論人計酬支付制度熟悉且有經驗的管理實務者或學者專家協助
財務節流	3. 重新檢視員工薪資報償系統
	4. 降低組織中固定成本，並提高效率
	5. 找出組織中高成本及高利潤的服務線
	6. 精算各類服務的成本費用，以找出不當使用醫療服務資源的狀況，包括錯誤、過度及遺漏使用
	7. 穩固論量計酬給付的收入，避免核減
臨床照護流程管理	8. 改進照護流程效率
	9. 建立臨床照護指引
	10.對於複雜及高醫療費用病例進行個案管理
建立以「人」為核心之連續性健康照護	11.找尋合作夥伴（即論人計酬中所涵蓋的服務業者） 12.重新定義各醫療業者於整合性照護（連續性照護）過程的照護角色

人員在執業過程中對財務風險承擔，所產生的不安全感。另外，聘請具管理經驗的實務者或學者專家協助教育，以加強提供醫療組織內部員工有關論人計酬支付制度的知識，也是重要的行動方案。

醫療組織經營管理同時必須要檢視員工薪資報償系統，因爲既有的薪資報償系統主要是針對論量計酬支付制度所設計的，通常以服務量多寡來計算醫療人員的績效獎金，此誘因在論人計酬支付制度下便不再適用。因此，在論人計酬制度實施初期，醫療業者應該早日重新檢視其薪資報償系統以做因應。

降低組織固定成本亦為醫療業者因應論人計酬支付制度的方法之一，目的在於協助業者提高經營效率。當然，降低固定成本並非只是論人計酬支付制度實施時才需要面對的，即使在論量計酬或一般組織經營亦是相當重要的議題。在論人計酬支付制度下，如何以「人」（病患）為核心並促進各階段業者的服務整合，包括安排合置人力（cross-training personnel）、檢查／檢驗整合人力及空間整合、降低閒置人力等等，則為整合組織較需要考量的重點。

醫療業者嘗試發掘組織中的高成本及高利潤服務類型、精算各服務類型的成本費用，並找出不當使用醫療服務資源的狀況（註），亦是因應論人計酬支付制度初期需要完成的管理活動，目的在於協助醫療業者精算不同複雜度下可能導致的醫療成本差異。舉例來說，即使為同一評鑑等級的醫院所收置的病患，在疾病嚴重程度上仍是有差異的，因此，每個醫療業者所耗用的醫療資源（如醫療人力時間投入、醫療儀器／設備、醫療耗材等等）狀況都會產生極大的差異。對醫療業者來說，論人計酬制度是財務風險承擔最大的一種支付方式，也因為醫療業者（如醫院）必須完全依賴每人每月固定的保費來照護一群受保人口，因此必須確實了解受保人口健康狀況、年齡、致病危險因子等，以精確計算醫療照護成本，並作為未來與保險公司協商議價的重要依據。假使醫療業者只根據特例的受保人口（如以少部分的較健康人士）作為訂定費用的依據，那麼可能會將自己經營的機構陷入相當大的財務風險。另外，醫療業者也必須了解醫師們所習慣的醫療決策方式，因為醫師們實際掌控病患的轉介／診、入院及住院天數等決定權。另外，在論人計酬支付收入還未獨占醫療業者總收入時，還必須同時兼顧其他支付方式的服務收入，例如避免論量計酬給付被核減。

對於病患臨床照護方面，醫療業者應從改進照護流程效率、建立臨床照護指引，以及針對複雜及高醫療費用病例進行個案管理。臨床照護流程管理包括監控檢查、檢驗的適當性，用藥的成本效能，病患的照護結果，以及教育病患等等，以提供病患（受保人）最完整的照護規劃。

找尋論人計酬中所涵蓋服務的業者作爲合作夥伴，亦是因應論人計酬支付方式的重點工作，可建立以「人」爲核心的跨供應鏈階段的連續性照護，這也是整合組織興起的關鍵因素。很多醫療業者在接受論人計酬支付制度初期，會開始自行發展全方位、多定點的服務，而一些業者則選擇與同業夥伴合作的方式來因應。另外，重新定義各醫療業者的照護角色，也是論人計酬支付制度實施的重點工作，這點對於臺灣醫療業界尤爲重要—因爲臺灣醫療機構（如開業醫診所與急性照護醫院）的服務提供特色與角色定位，仍有相當大的重複性[3]，以及民眾不被約束的自由就醫習慣。在論人計酬的支付方式中，基層醫師（primary care physicians）[4]是民眾醫療服務利用的守門員（gatekeeper），關鍵著民眾後續必要的轉介服務；然在臺灣過往以「醫院」爲醫療業龍頭老大自處，以及民眾「廟大便是好」的觀念下，在推動基層照護（基層醫師）政策理念時，除了需要將基層醫師的專業能力與角色進行定位外，亦需從臺灣醫學教育及醫界生態改革，並將臺灣醫療組織的照護功能做清楚分級規劃，才能因應論人計酬支付制度的落實。

---

3 目前臺灣開業醫、診所提供的服務科別可爲不分科、家醫科、內科、小兒科、婦產科、泌尿科、眼科、皮膚科、骨科、牙科、中醫等等；而這些科別也同時出現臺灣綜合醫院中所提供的服務項目。

4 國際上定義的「基層醫師」（Primary Care Physician: PCP）係指家醫科、一般科、一般內科、小兒科、婦產科等科別之醫師。

第二節 組織財務績效的分權概念【3】

醫療業者（院所／機構）的財務責任中心類型可分為四種：服務中心（service centers）、成本中心（cost centers）、利潤中心（profit centers）及投資中心（investment centers）（見表9）。服務中心是最基本的責任中心型態，主要責任在於提供服務，服務中心的績效指標著重於所提供的服務之質與量。除了提供所需的服務外，服務中心的管理重點，在於安排、指導及偵測該中心的員工是否適才適用。對於服務中心來說，雖然服務中心會耗用組織資源而有較高的成本，但是業者對服務中心通常沒有所謂的預算控制約束。舉例來說，護理部常被視為服務中心，負責提供病患所需的照護服務，但是其預算控制是由醫療組織中的較高層級，如人事制度來作掌控。

表9 責任中心類型及所對應的責任範疇

責任中心類型	財務責任範疇			
	服務	成本	利潤	投資
服務中心	✓			
成本中心	✓	✓		
利潤中心	✓	✓	✓	
投資中心	✓	✓	✓	✓

資料來源：節錄並改編自陳金淵、林妍如合譯，2002，醫療財務管理，頁401，雙葉書廊。〔原著：Zelman, W.N., McCue, M.J., & Millikan, A.R. (1998). *Financial Management of Health Care Organizations*. Blackwell〕

成本中心是醫療機構中最常見的一種責任中心型態，主要財務責任範疇係於服務的提供與成本控制，包括以規劃、預算及控制過程來確保資源正確利用。在醫療機構中，成本中心可分為兩類：一為臨床成本中心（clinical cost centers），另一爲行政成本中心（administrative cost centers）。臨床成本中心所產出的產品或服務通常爲醫療機構中的過度性或輔助性產品或服務（transit products/services），常爲二線醫療單位，如藥局、放射線科部、病理檢驗室，以及營養部門等。行政成本中心係爲醫療機構中的基礎架構（infrastructure），負責支持、協助臨床單位，常見的有醫療事務課、資訊中心、洗縫課、清潔課等。

利潤中心是醫療機構第三類責任中心。雖然利潤中心亦負責提供服務，但是其責任更著重於成本控管與利潤賺取。在醫療機構中，利潤中心可細分爲傳統式利潤中心（traditional profit centers）、論人計酬式利潤中心（capitation profit centers），以及行政管理式利潤中心（adninistrative profit centers）。傳統式利潤中心係以提供醫療服務來賺取利潤，通常以服務類型進行分類，常以醫療業者的一線臨床科別爲單位，例如心臟科、婦產科、小兒科及居家照護等，利潤中心必須按月檢討其收益狀況。在論量計酬的支付制度中，傳統式利潤中心是藉由提高醫療服務價格、提高服務量，以及控制成本等方式來提高利潤；而在固定費用式支付制度（如DRG支付方式）時，則強調由成本管控來提高利潤。常見的論人計酬式利潤中心包括健康維持組織（Health Maintenance Organizations: HMOs）、偏好提供者組織（Preferred Provider Organizations: PPOs）或管理式照護組織（Managed Care Organizations: MCOs）。這些利潤中心藉由與醫療業者進行價格協商，來提供每位受保人所需的照護服務。在兼顧保費收入與醫療業者醫療成本管控下，期提高利潤獲取。該類責任中心常出現於完全整合性健康照護體系（Fully Integrated Delivery System: FIDS）[5]中。行政管

---

[5] 完全整合性健康照護體系係指整合健康照護體系（IDS）旗下成員，同時擁有醫療保險者（如HMO、PPO、MCO或其他保險業者）及醫療業者（即開業醫

理利潤中心為第三種利潤中心模式，依其獲取利潤來源再細分為兩類型：一為提供醫療組織內部單位服務來獲取利潤的行政管理利潤中心，資訊服務及法律諮詢常屬於此種類型，因該類行政管理利潤中心的收益來源係從組織內其他單位撥轉過來，因此稱為內部撥轉價格（transfer prices）。組織內部撥轉價格制定並不容易，因為對外界顧客來提供服務時，服務價格可由市場、廠商成本作為基準來進行價格估算；但是若由整合組織旗下成員（子機構、科／部門或服務線）來提供服務時，那麼所涉及的資金撥轉時，撥轉價格是需要仔細考量的—如果撥轉價格制定得太高，則組織內部成員寧可尋求外界的賣者來降低自己單位的成本；然如果組織強制旗下成員必須先使用自己內部所提供的服務時，有時候可能誘發成員間不當的服務使用（例如降低正常的使用率）以求成本的節省；在這樣的情況下則會破壞整體組織和諧並打擊士氣。

以單一機構業者為例，撥轉價格概念亦常發生於臨床醫療服務相互支援上，如臨床產品線的相互支援，可為一線醫療產品／服務線（例如腎臟科、骨科、婦產科、腫瘤科等）間互動，以及一線臨床服務與二線臨床服務（例如檢查、檢驗、放射線服務等）間的服務互動等。撥轉價格亦可在整合組織多成員角度來分析之，即整合組織的多機構事業單位，包括醫院、居家照護、護理之家、診所等之間的互動，如整合組織旗下一家醫院必須向旗下另一家醫院、檢驗中心或居家照護單位來尋求服務【4】。建立完善的撥轉價格明細可以幫助業者進行整合性照護服務安排時，作為預算編列的依據，亦可以評估應該以自建／附設（make）的方式來建構體系式整合組織，抑或是以契約方式來建構組織網絡式整合組織來得較有利

師、醫院、長照中心等等）等雙重角色。亨利福特健康照護體系（Henry Ford Health System）即屬於完全整合性健康照護體系。

可得。

行政管理利潤中心的另一種模式係從組織外部尋求額外的收入，該類行政管理利潤中心嘗試由組織外部來增加組織內部的收入，如公關部門對外部募款或對外簽訂合約來增加組織的收入。

投資中心是醫療機構所稱的第四類責任中心，該責任中心必須承擔服務、成本、利潤及投資回收的財務績效責任。投資中心的概念常適用當醫療業者發展／投資產品或服務線時的財務責任。

一般來說，醫療業者可自行決定旗下各功能性部門或生產線之財務責任類型。舉例來說，有些醫療業者將護理部門視爲「服務中心」；而有些醫療業者則將其列爲「成本中心」。另外，「利潤」獲取的概念是難以定義的，舉例來說，企業界常將行銷、廣告及公關部門視爲是行政管理利潤中心，這是因爲在經由這些部門的運作將可爲組織帶來更多的業績，因此可視爲組織的利益中心；然有些業者則將行銷、廣告及公關部門僅視爲成本中心。

責任中心的概念雖然在醫療業廣被接受，但是實際的功能運作卻常被忽略。舉例來說，在常見的定期性機構業務會議報告中，仍是以齊頭式的財務指標要求旗下所有臨床服務達到財務利潤，但是卻未對部分的臨床投資中心做額外的投資回收績效要求。在這種情況下，便喪失了規劃以財務「責任」爲導向的精神內涵。責任中心的規劃代表著業者對其產品／服務的經營策略，而對於整合組織業者來說，高階管理者必須要思考在整合組織旗下成員（子機構、科／部門或服務線），哪些成員應被視爲投資中心？利潤中心？抑或成本中心？對於整合組織旗下成員的責任中心規劃方法，可依傳統的策略群組概念來劃分，例如將急性醫院列爲利潤中心、長期照護（包括居家照護、護理之家）爲投資中心；亦可以採產品服務類型作爲分類依據，如以病患年齡群（如65歲以上的老人、成年人、青年、青少年、嬰孩等等）或是臨床專業科別，如腎臟科、骨科、婦產科、腫瘤科等等來劃分責任中心類型【4】。另外，整合組織業者在規劃旗下各成員的責任中心類型時，必須要確實考慮整體的策略性目標。舉例來說，一些美國急性醫院早期爲了舒緩論病例計酬及論人計酬支付制度下所加諸於急性醫院的住院天數及成本的財務風險，因此新增附設護理之家，期望可以將病患在病情許可的情況下盡速地轉送至護理之家。在此種情況下，護理之家所收進的住民，通常會比過去所承接的住民來得嚴重，甚至仍須要一些較密集治療儀器輔助與用藥。但是，當護理之家的醫療費用支付方式改以論人計酬支付時，則護理之家在承接較高醫療費用支出的住民時，從照護每住民可得到的利潤便會相對地減少了。因此，整合組織業者在進行整體財務策略規劃時，如將護理之家視爲降低急性住院單位的醫療花費的舒緩管道，那麼就不能同時將急性醫院與護理之家同時列爲利潤責任中心，以避免造成急性醫院與護理之家互相推委拒收病患之窘態。

總結

落實整合性照護時所形成的整合組織，在規劃旗下成員的財務責任時，必須要以整體進行考量，在經營目標、策略及財務責任作清楚的釐清，以避免造成整合組織旗下成員（機構、科／部門或服務線）的財務衝突，而影響了整合組織的整體目標。

另外，本章不以聯合預算、聯合基金、聯合採購等顯而易見的財務規劃議題進行討論，而以論人計酬支付方式的概念爲主軸論述之，希望可以提供臺灣政策制定者及醫療業者，對落實「全人化」的整合性照護理念，以及整合組織的存在價值有更進一步的了解。

註

作業制成本法（Activity-Based Costing: ABC）是一種成本計算工具，1980年代早期在美國工業界獲得相當高的評價。在過去十幾年來，作業制成本法很快被推廣到世界各地，而1990年代中期慢慢被引進於美國醫療業，以因應醫療支付制度下對服務成本精算的需求。近年來，國內醫療業者也開始應用作業制成本法來精算各項服務類型的成本。作業制成本法迷人之處，除了可突破傳統齊頭式的成本分攤基準外，亦在於執行作業制成本法的過程中，因爲必須深入了解服務流程中所有的「作業活動」（activities）使用情形，因此可以同時發現照護流程中所可能產生不當的醫療服務資源利用情形，如醫療服務資源錯誤使用、過度使用，或是遺漏重要的作業活動等等。也因爲有這樣的附加價值，作業制成本法同時被視爲是一種可兼顧品質與成本效率的管理工具，也被視爲可以促進臨床醫療與行政管理專業整合的管理工具【5】。

附錄——整合組織旗下成員財務整合活動檢核表【6】

整合組織旗下成員可實施以下各項活動來促進成員間的財務整合：

- 聯合（共同）編列預算
- 聯合（共同）承募基金
- 聯合（共同）購買儀器設備
- 聯合（共同）外包儀器設備
- 共用、共同維護儀器設備
- 聯合（共同）採購醫療衛材、藥品、耗材
- 聯合（共同）辦理醫療廢棄物處理
- 聯合（共同）辦理資材作業
- 聯合（共同）辦理清潔作業
- 聯合（共同）辦理儀器維修作業
- 場地、器材、設備相互支援
- 共同籌措設備更新及再投資之資金
- 聯合（共同）訂定雙方財務責任風險、利潤之分攤
- 聯合（共同）籌措經費實施某項服務
- 共同編列某項經費用途
- 聯合專業共同計畫某方案
- 集中收入及盈餘基金再分攤回個體
- 現金管理集中管理
- 投資新服務的決策會由成員間統一評估其優先順序
- 資源分配原則是以整合組織整體目標作為優先考量，而非以個別成員目標為優先

參考文獻

【1】Gillies, R.R., Shortell, S.M., Anderson, D.A., Mitchell, J.B., & Morgan, K.L. (1993). Conceptualizing and Measuring Integration: Findings from the Health Systems Integration Study. Hospital and Health Services Administration, 38(4), 467-489.

【2】Mayer, G.G. (1997). Transition from Fee-for-Service to Capitation. In G.G., Mayer, A.E., Barnett, & N.P. Brown, (Eds.). Making Capitation Work: Clinical Operations in an Integrated Delivery System. Chapter 15. An Aspen Publication.

【3】陳金淵、林妍如合譯，2002，醫療財務管理，頁 445，雙葉書廊。〔原著：Zelman, W.N., McCue, M.J., & Millikan, A.R. (1998). Financial Management of Health Care Organizations. Blackwell〕

【4】Young, D.W., & McCarthy, S.M. (1999). Managing Integrated Delivery Systems: A Framework for Action. Chicago, Ill., Washington, D.C. Health Administration Press.

【5】Lin, B.Y.J., Chao, T.H., Yao, Y., Tu, S.M., Wu, C.C., Chern, J.Y., Chao, S.H., & Shaw, K.Y. (April 2007). How Can Activity-Based Costing Methodology be Performed as A Powerful Tool to Calculate Costs and Secure Appropriate Patient Care? Journal of Medical Systems, 31(2), 85-90.

【6】Lin, B.Y.J. (2007). Integration in Primary Community Care Networks (PCCNs): Examination of Governance, Clinical, Marketing, Financial, and Information Infrastructures in A National Demonstration Project in Taiwan. BMC HSR, 7, 90 (19 June 2007).

第九章 行銷設計

章節大綱

組織的整合對於業者或民眾來說是具有潛在利益的。但是當醫療業者開始規劃以人爲核心的整合性照護服務時，常常最後只流於整合組織旗下成員之高階主管們的紙上簽約動作、呼呼口號而已，而忽略了讓整合組織旗下成員的所有員工，包括行政及臨床人員，以及服務對象——顧客（消費者），眞正地去了解組織變革後臨床照護服務價值的轉變。

Philip Kotler指出「行銷」是一種社會性與管理性的過程，而個人與群體可經由此過程，透過彼此創造及交換產品與價值，以滿足個人需要（need）及欲望（want）。換言之，醫療行銷乃是依目標市場需求及價值觀念，主動做市場分析及策略規劃，進而決定醫療服務內容來滿足消費者需求；而此與「以消費者爲核心」的整合性照護理念不謀而合【1】。對於整合組織業者來說，行銷的重點在於如何讓內、外部顧客確實了解整合性照護價值，包括如何讓消費者了解整合組織可產生的效益，以及讓消費者懂得如何去善用整合組織的醫療資源；以及如何讓內部顧客，也就是整合組織旗下成員／員工，了解身爲整合組織的一分子應如何達成整合組織的使命價值。因此，本章分別針對整合組織的內部顧客及外部顧客，提供醫療業者在邁入整合之路時應有的態度及行動。

第一節　內部行銷：組織人都準備好了嗎？

曾經聽過一家醫院主管自我調侃地說：「我們醫院的坐月子中心已經成立快一年了，今天醫院內居然還有護士發現新大陸一般嚷著：

『原來我們醫院有這麼漂亮舒適的產婦坐月子中心啊！』

這段話，看似笑話，但也代表著無奈，更代表著高階主管在忙著用大把鈔票作媒體宣傳的同時，卻忽略了內部員工對自身組織作爲是否全然清楚。另一個組織整合的例子：

A是美國東岸的一家大型急性醫院院長，在一個雞尾酒會上遇見了社區中的護理之家負責人B。在會場上閒聊時，A對於B所負責長期照護機構的經營理念與服務項目皆相當滿意，並表達與B簽約合作的意願，因此希望B在會後可以寄給他有關服務的相關資料。

幾天後，A接到B所寄來的資料及簽約草案，在與醫院副院長瀏覽過相關文件後，他們決定與B所經營的護理之家進行簽約，並且彼此承諾未來將互相轉介病患，以提供民眾適當的照護品質。

簽約後，兩機構主管（A及B）相當地高興，並把這個訊息告訴機構中的同仁們，大家都期待著未來合作共創雙贏的契機。

但是一個月過去了，雙方始終都沒等到轉介來的病人。

——改編自Terill & Eva【2】

在上述的例子裡，雙方機構的合作協定雖已確定，也清楚了解雙方合作的目的—互相轉介所需照護的病患，以提供病患整合性照護服務。但是爲什麼在一個月裡，雙方機構卻無任何交易發生呢？結果發現，原來當初雙方在簽約時，都只做了形式化協定，而沒有對雙方轉介模式，包括轉介內容、轉介流程等細節做清楚地訂定，更遑論雙方員工是否能夠知情並參與了。因此，當醫療業者在形成臨床服務整合的協定同時，除了雙方高階主管簽字外，雙方員工對於「轉介」概念是必須要同時被告知的，包括員工要知道兩機構轉介病患類型、病患轉介媒介（如雙方的轉介聯絡人，社工、護士、或醫師）、轉介時機，以及被轉介病患的資料傳輸方式等。

整合組織高階主管們都知道醫師是落實整合性照護（服務整合）的重要關鍵人物；但是高階主管們卻很少付出實際行動，來幫助旗下的醫師們建立良好之互動關係；另一方面，醫師們也無法了解自己在整合組織旗下成員間的轉介過程中，所應該要扮演的角色。醫師關係方案（physician relations programs）是美國醫療整合組織常用的手法，協助：(1)評估醫師間可達成的目標及可創造的市場機會；(2)評估目前的醫師關係；(3)評估整合組織與醫師的關係現況。因此，可以幫助整合組織旗下成員（包括雇員醫師及夥伴醫師）更有效地互動，進而增加整合組織旗下成員間的轉介行為，並提高醫師滿意度及生產力【3，4，5】。

一、評估整合組織旗下醫師們的目標市場及可創造的服務契機

整合組織總部主導高層應該評估旗下醫師們（雇員醫師及夥伴醫師）的市場服務契機。舉例來說，可以評估哪些醫師、哪些服務類具有高度的轉介關係？並可查看在過去一年中，大多數的轉介病患來自於哪些醫師？哪些區域？以及哪些臨床服務類？如此可以決定應該如何與醫師們進行合作，包括契約、轉介等議題。

二、評估目前的醫師關係

整合組織總部主導高層確保與醫師們間的互動關係，包括訂定評量醫師的指標、醫師參與決策、醫師對於病患轉介的期望（如病患日後就醫狀況、醫療費用拆帳）等。當然，對於大規模的整合組織來說，面對旗下不同成員機構（如診所、醫院等）裡的醫師們，則必須要考慮到所有成員在工作與報償方面的公平性，不可厚此薄彼，更不可存在一國兩制。另外，整合組織總部在規劃及發展整體的目標市場時，必須要同時考慮到旗下各成員的利益，舉例來說，如果整合組織總部高層決定於工業區增開一家職能治療中心，以增加工業區的病患來源收入；但是此新策略可能對於旗下工業區的合作夥伴（如診所醫師）造成目標市場重疊產生競爭關係，這也將阻礙整合組織旗下成員間的互動及互信關係。

三、評估整合組織與醫師的現況

要了解整合組織旗下醫師間的互動關係，可從各種不同的角度來剖析，包括了解每一位醫師在整合組織整體的住院、門診或急診病患的轉介量，以及特定合作時間內的增減情形。除此之外，醫師對整合組織運作的投入、看法及建議（心聲），以及旗下醫師們是否已建立雙向互援關係等。另外，醫師們要求行政上的協助次數，以及所要求的協助是否能夠獲得解決等議題也應該同時注意。整合組織總部高層可藉由定期或不定期的正式或非正式調查／訪談來了解醫師們的需求。

美國醫療業者常以「醫師關係方案」（physician relations programs），來協助整合組織旗下所有醫師們在執業上的需求、期望及困難，用來強化整合組織總部與旗下醫師們的互動關係，常聘請資深顧問醫師來擔任協調角色，協助定位整合組織旗下各成員的整體臨床特色、修正臨床服務類型（擴充或縮減）、設計及發展醫師們所需的專業技巧、了解醫師們的心聲、協助醫師了解整合組織中可用資源（例如行政管理、臨床儀器設備）等。當然，有些整合組織以非醫師專員來進行此項任務，其任務在於查訪及爲所有醫師成員建立溝通媒介，這也是幫助整合組織總部與旗下成員建立良好關係的方式。

另外，當整合組織旗下成員的醫師包括醫院業者與開業醫師時，針對開業醫師管理有一些重點必須注意：第一、不可以假設開業醫師管理與醫院部門醫師管理的方式是相同的，可以讓有經驗的管理人（醫師或非醫師）來作爲機構間的溝通橋梁。第二、花些時間來規劃醫院醫師與開業醫師間的關係，包括彼此合作的服務類型？以何種方式來提供？須要哪些成本費用？另外，彼此合作時可共創哪些服務利潤等議題，亦可同時進行討論。第三、不管整合組織旗下的醫師們，是經由併購、合資或簽約來進行合作互動的，都必須視他們爲整合組織中的一員，並體認到他們是爲幫助整體目標達成而來，因此必須視如己出，讓他們早一點參與整合組織的所有運作狀況。第四、及早及定期促進醫院醫師與開業醫師間的溝通，有關彼此雙方對財務績效的期待【6】。

很多時候，醫院醫師與開業醫師間的整合關係，常演變到整合／合作關係終止的地步，可能原因包括組織整合時無法設定眞實的目標、無法建立共識（包括使命、目標／任務、服務、領導等方面）、無法得到雙方的認同、控制權旁落、市場占有率（病患流失）的威脅，或無法建立標準化的運作功能架構，包括申報系統、財務系統、臨床及行政資訊系統、危機管理、採購或人力管理等。其實，「改變想法」是促進整合關係相當重要的因素，我們不能要求在一、兩天，或一紙合約就能促進雙方的整合；同樣地，要解除整合關係回到原來的獨立狀態亦需要花費相當的時間復原。若整合組織總部運作後發現部分成員無法達到預期的目標時，可藉由下列五個步驟來檢討與重新思維【6】：

(1) 正視問題——爲什麼會有這樣的結果？
(2) 檢視整合過程中所做的變革——並不是所有的變革都是值得的，因此必須要全盤了解整合運作過程中可能的缺失。
(3) 擬定一個較周全的計畫——當人們清楚知道目標以及期望時，才能有較佳的表現。
(4) 以團隊的力量來完成所擬定的計畫——這是較難達到的境界，需要整合組織旗下所有成員配合。
(5) 繼續加油——不要認爲只要一個指令、一個動作後即可挽回所有的劣勢；要達到雙贏的目標，必須要靠雙方不斷地檢視結果及找尋可以改進的地方。

第二節　外部行銷：如何讓民衆了解醫療整合組織的價值

對於外部顧客，即病患與病患家屬、潛在消費者的行銷，應該著重於協助外部顧客了解醫療組織整合行動後可創造的價值，包括：(1)確認整合組織行銷模式；(2)決定目標市場；(3)定位自身的產品及服務、注意競爭優勢，並指出行銷所需要的技巧；(4)執行行銷策略、了解顧客的反應及修正服務。

一、確認整合組織行銷模式

對於整合組織來說，如何讓民眾知道整合性照護的理念，是外部行銷中最重要的重點。整合性照護係業者突破過去單打獨鬥、頭痛醫頭、腳痛醫腳的片段醫療，而以整體、協調、合作的經營理念來促成以人爲核心的照護目標，即一個系統、一個品牌、單一窗口（one system, one brand, one site）的生命共同體關係來提供消費者所需要的服務。

舉例來說，讓民眾確實了解整合組織旗下成員（子機構、科／部門或服務線），包括基層診所、醫院、居家照護及安養中心等等，共同以單一系統、單一品牌，以及單一窗口的生命共同體的形象及照護模式，便可以打破民眾「醫院比診所好」、「大醫院比小醫院好」的謬誤。這是因爲在體系或組織網絡整合組織旗下診所、醫院、長期照護等單位，應該都代表相同照護水準，然國內醫療業者在進行服務整合時，對民眾的宣導上常顯得有些不足。「可見的整合」（visual integration）係指可以讓消費者眞正感受到在整合組織（體系或組織網絡）時，所獲得的照護服務是無隙的（連續性的）【7】；簡單地來說，就是當病患從整合組織中的任何一個定點接受醫療服務，或是進行轉介時，病患的臨床及行政管理都可以是一致性的、完整性的，且避免重複的（見圖33A），而不是要病患重複做同樣的步驟，包括重新掛號、重新檢查或重新檢驗等等（見圖33B）。

當消費者在整合組織中接受服務時，如果還須要經歷重複性的服務過程，則該組織整合對消費者來說並無多大的助益。美國CJW醫學中心助理執行長John Smith曾指出：「小機構與大醫院整合時，大醫院的責任在於幫助整合組織旗下其他成員提升一定的醫療水準，讓民眾可以感受到這個整合組織中的所有成員，代表著是相同的服務品質；如果主導／核心機構並沒有努力提升其他成員的價值的話，便無法達到整合組織的眞正目的，更遑論說病患可以了解醫療分級的優點，以及什麼是適當的照護等等的概念了！」

(A) 以業者為核心的行銷模式

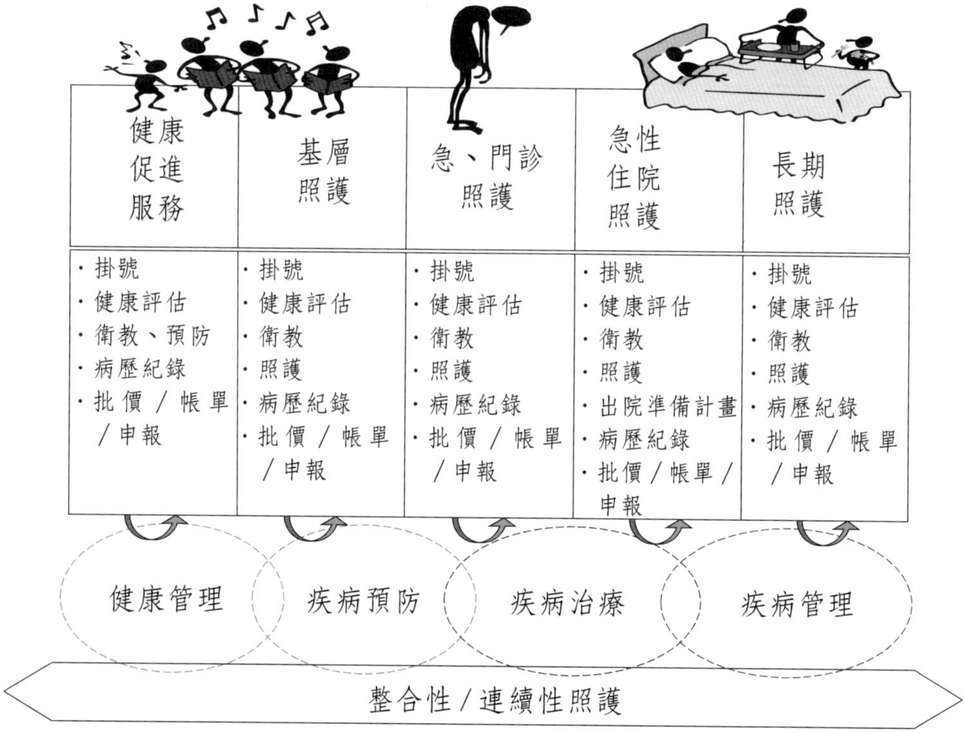

健康促進服務	基層照護	急、門診照護	急性住院照護	長期照護
・掛號 ・健康評估 ・衛教、預防 ・病歷紀錄 ・批價／帳單／申報	・掛號 ・健康評估 ・衛教 ・照護 ・病歷紀錄 ・批價／帳單／申報	・掛號 ・健康評估 ・衛教 ・照護 ・病歷紀錄 ・批價／帳單／申報	・掛號 ・健康評估 ・衛教 ・照護 ・出院準備計畫 ・病歷紀錄 ・批價／帳單／申報	・掛號 ・健康評估 ・衛教 ・照護 ・病歷紀錄 ・批價／帳單／申報

健康管理　疾病預防　疾病治療　疾病管理

整合性／連續性照護

圖33　體系或組織網絡式整合組織的行銷模式

(B) 以病患／消費者為核心的行銷模式

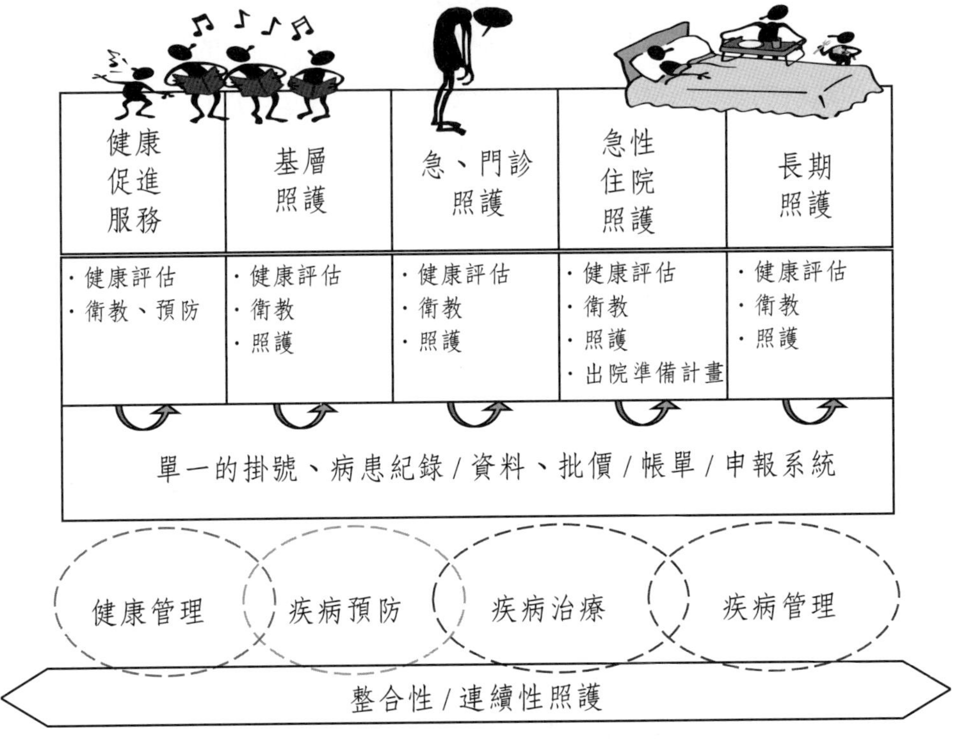

圖33　體系或組織網絡式整合組織的行銷模式（續）

二、決定整合組織的目標市場

在高度競爭的市場中，爲了獲得及維持所預期的市場占有率，醫療業者必須思索甚麼才是消費者所能接受的服務模式及種類，這就是所謂「市場驅動下的產業」（market-driven industry）概念。業者必須要決定目標市場，包括人口特性（即所提供的服務會有需求嗎？）、競爭強度（如市場中的其他業者也做相同的事嗎？其他業者都做得很好嗎？），以及現在或未來的支付方式趨勢爲何（值得做嗎？有價值或有利可得嗎？）等議題。

三、定位整合組織的產品及服務、競爭優勢，並指出行銷所需要的技巧

在選定目標市場後，醫療業者便須要開始「定位」自己的產品及服務。麥可波特（Michael Porter）指出一定位就是「當您的目標顧客想要購買某種產品／服務以滿足其某種需要或獲得某種產品利益時，他（她）便能立刻想要您的品牌與產品／服務。」產業中創造競爭優勢的方式有三種，包括價格／低成本競爭策略（cost-leadership）、差異化競爭策略（differentiation）及集中化競爭策略（focus）。

價格／低成本競爭策略在醫療業中的應用，可包括民眾自費服務項目的定價，以及與保險公司給付的價格協商。民眾自費服務的定價必須要考慮：(1)有無相關法令或相關政策的限制或規範；(2)提供該服務的動機與目的；(3)預估市場需求，了解消費者價格彈性指數；(4)預估提供該項服務時的損益平衡，包括成本、服務量及利潤（盈餘）等等關鍵數值；(5)選定價格策略[1]，包括成本導向定價、需求導向定價、競爭者導向定價，或是新產品定價法等；(6)考慮影響最終價格的因素，例如行銷花費等。

與保險公司的給付價格協商，主要發生於病患的非自費或部分服務項目。臺灣醫療業者與保險業者間的價格協商能力較爲不足，主要原因在於業者缺乏對自身所提供的服務具有成本精算能力，以及缺乏對不同支付制度的精髓做一全盤的了解。其實，要與保險業者簽訂價格合約之前，是須

[1] 對於價格定價方法，有興趣的讀者可自行參考Berkowitz, E.N. (2010). Essentials of Health Care Marketing. 3rd Revised edition. Jones and Bartlett Publishers, Inc；方世榮，2003，行銷學，三民書局。

要做點功課的，如表10以醫院業者爲例，指出當醫院業者在面對各種不同的支付制度及財務風險承擔下所須做的準備工作。

表10 醫院業者面對不同支付方式時的定價策略

支付方式	定價策略
論量計酬	相較於其他支付方式，該類支付制度加諸於醫療服業者的財務風險承擔相對較低。醫療業者必須了解服務的成本，並且要特別注意被核減。
論日計酬	該類支付制度可依不同的服務科別來訂定一日給付金額，常見的分類如外科手術、產科、化療、居家照護等。醫療業者必須分析過去就醫病患在醫療照護上的成本，以作為與支付者價格協商的依據。一般來說，醫療業者必須要有能力了解自己組織特有的服務科別及病患嚴重程度，才能夠與支付者有效地協商價格，以爭取與其他業者更佳的支付額。另外，停止損失限制保險必須同時配合使用，以保護醫療業者的財務風險。
論病例計酬	該類支付制度係以一固定的費用來支付特定病例，但不管醫療業者究竟照護該病例時的實際成本。因此，醫療業者必須很小心地規劃服務使用類型、頻率及強度，並了解相對應的成本。醫療業者必須負擔財務風險（盈虧），因此如果有特定病例相當嚴重時，則業者就必須要自行吸收多出的成本。醫療業者必須分析過去就醫病患在服務上的需求及成本資料，以作為後續與支付者價格協商的依據。另外，停止損失限制保險必須配合使用，以降低醫療業者財務風險。

（續下頁）

（續上頁）

支付方式	定價策略
論人計酬	對醫療業者來說，論人計酬支付制度加諸於醫療業者的財務風險最大。因為醫療業者必須完全依賴每人每月固定的保費來照護一群受保人口，因此保費的精算與設定是相當重要的。同時，醫療業者也須了解所承接的受保人口特性，如健康狀況、年齡、疾病危險因子等[2]。若醫療業者僅根據少數的特例受保人口來作為制定費用的依據（例如以少部分的健康人士），那麼醫療業者可能會面臨相當大的財務風險。有關醫療業者在論人計酬支付制度下所須注意的要點，請參考第八章。

資料來源：改編自陳金淵、林妍如合譯，2002，醫療財務管理，頁445，雙葉書廊。〔原著：Zelman, W.N., McCue, M.J., & Millikan, A.R. (1998). Financial Management of Health Care Organizations. Blackwell〕

差異化策略係為現今醫療業者欲進行品牌形象建立時，所喜歡採用的策略。差異化策略通常假設消費者之所以購買產品或服務，係購買產品或服務的「價值」，且此種價值是獨一無二、無法被取代的。對於醫療業者來說，藉由差異化來創造企業競爭優勢的方法很多，可從與消費者接觸的互動點來思索創意。醫療業者可從「狀態差異性」（being different）、「行為差異性」（doing different）及「製造差異性」（making different）等三個角度來思考產品或服務的價值【8】（見圖34）—「狀態差異性」強調組織中支援性活動，是為價值之所在，包括組織基礎建設（如一般管理、規則、財務、會計、法律支援、政府關係等）、人力資源管理、

---

2 有關如何精算保費，請讀者參見陳金淵、林妍如合譯，2002，醫療財務管理，第十二章，雙葉書廊。〔原著：Zelman, W.N., McCue, M.J., & Millikan, A.R. (1998). Financial Management of Health Care Organizations. Blackwell〕

科技技術發展及採購等等，用來爲消費者創造出比競爭對手更佳的品質（qualities）與特質（traits），例如通過評鑑來成爲世界級醫師團隊、成立單一窗口服務制度（one-stop shopping）等等。「行爲差異性」強調可爲消費者創造出比競爭對手更佳的行爲表現，主要在業者與消費者服務互動過程中，爲消費者建立完善的就醫安全服務環境、志工導引、親切服務、等候時間管理、消費者自主性等過程面。「製造差異性」強調爲消費者創造出比競爭對手更佳的生活品質，例如較佳的治癒結果、出院後追蹤服務等結果面【9】。而「創新」被視爲創造醫療業價值的核心，強調業者必須挖掘出消費者心中無形的慾望及想望，以有形的產品或無形服務呈現給消費者【10】。

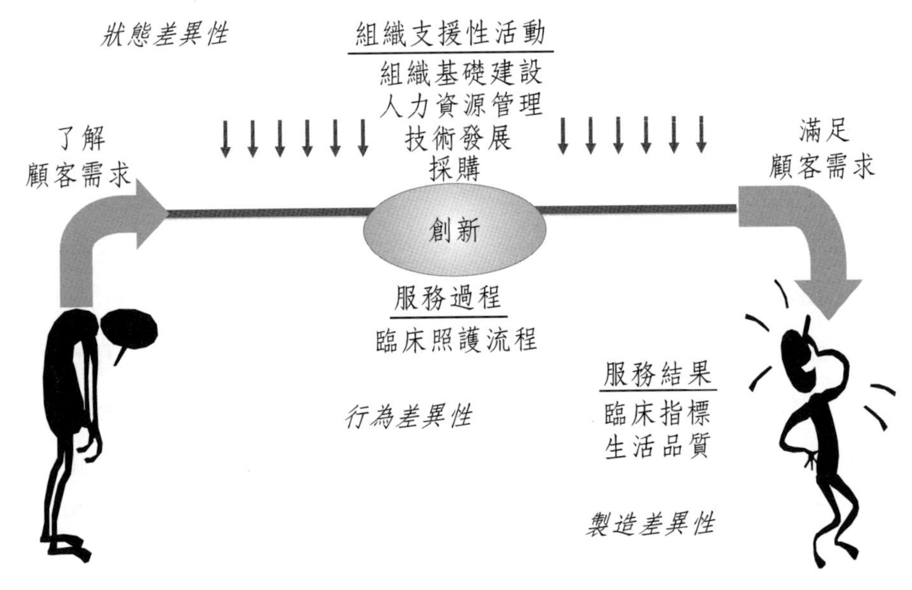

圖34 醫療業者藉由差異化策略可創造的競爭優勢

集中化策略亦是醫療業者展現其競爭優勢的另一種思維，似本書第四章所提及的「集中化工廠」概念，這種策略是美國醫療業在歷經十多年後的體系式整合組織熱潮後，所慢慢重新思索的整合模式—即醫療業者選擇以自身熟悉的服務類型經營，並將其他所須要的價值鏈上之服務，改採以組織網絡式爲之。舉例來說，體系式整合組織業者釋放出解除旗下基層醫師、保險業或是居家照護等單位資產，而僅專注在急重症照護區塊；而集中化（focused）策略亦可是醫療業者藉由各科別或科內服務線別（疾病類別）的重點發展來進行投資。

組織競爭優勢的創造必須兼顧六大原則，包括重要性（important）、獨特性（distinctive）、優越性（superior）、可溝通性（communicable）、先行動性（preemptive），以及有利可得性（profitable）【11】。「重要性」係指醫療業者所提供的服務或產品，對其目標市場顧客是重要的及必須的。「獨特性」係指醫療業者所提供的服務或產品，產品或服務本身的屬性、形象／名聲，或是與顧客建立個別關係等，對其目標市場顧客來說是獨特的、有特別價值的。「優越性」係指醫療業者所提供的服務或產品，對其目標市場顧客來說，是比其他同業優秀的，可以比同業更吸引目標顧客。「可溝通性」係指醫療業者是否有機會可接觸到目標市場的顧客，有機會可以與目標市場顧客進行宣導以及彼此互動溝通，增強目標市場顧客對業者的產品或服務的了解。「先行動性（preemptive）」係指醫療業者因創新性最先採取競爭行動，因而取得致勝先機，並且在競爭者還未來得及迎頭趕上之前，先取得目標市場顧客的忠誠度。「有利可得性」係指醫療業者在選定的目標市場時，必須了解目標市場客源的充足性，以及提供產品及服務所需要的成本花費，確保其產品及服務是有一定的盈餘，以作爲業者生存及永續經營的後盾。

四、執行行銷策略、了解顧客的反應及修正服務

行銷的重點在於區隔不同病患所需的不同照護需求，而不是把「人」

（病患）視爲具有同等需要。嘗試與目標市場提供聯繫的機會，包括提供健康教育課程、贊助社區活動、直接與目標市場進行接觸等等，皆可以了解目標市場眞正的需求與期待，以對業者經營策略做適度的修正。另外，適度地藉由媒體來傳播關於整合組織旗下所有成員的動向，除了可讓民眾了解所有成員間的合作關係，亦可作爲單一品牌形象的象徵與推廣。如此使得民眾願意選擇整合組織旗下的適當成員業者來就醫（如小感冒至基層診所就醫，而非至醫學中心），以降低民眾對大醫院的迷思。

另外，醫療業者應該主動提供有利於民眾就醫的服務訊息，如權威醫師駐診、新設立的醫療服務項目、宣導預防保健等，並隨時教育民眾相關的醫療知識，以降低醫療資訊不對等，並幫助民眾主動參與維持自身健康。

總結

在傳統醫療業中所存在的本位主義，以及民眾「醫院比診所好」、「大醫院比小醫院好」的迷思之下，整合組織業者如何促進旗下成員以單一品牌、單一窗口的生命共同體關係及照護團隊的形象，是個重要的課題。國外研究指出，即使當醫師醫學教育背景、醫師執業環境狀況、以及病患罹病率無差異的情況下，醫師間轉介率仍有相當大的差異，轉介原因包括醫師缺乏醫治病患的知識或醫療技術；無儀器設備、床位等相關資源；病患的病症或意願；或是提供某些服務並無利潤可言等【12-15】。對於外部顧客，包括病患及病患家屬的行銷，應該著重於幫助外部顧客了解組織整合的價值與效益，行銷的重點應考量如何區隔不同病患、不同照護需求，而不是把「人」（病患）視爲具有同等需要。嘗試與目標市場提供聯繫的機會，包括與民眾的直接互動以及藉由傳播媒體等等，皆可以了解目標市場眞正的需求與期待，並對經營策略做適度地修正。

在後SARS時期，我國國家衛生政策方向開始傾向改造一直以來以醫院爲重心的醫療體系結構，包括[3]醫院門、住診服務結構的改變、推動家庭醫師整合照護計畫等。必須注意的是，雖然這些政策推動方向看似獨立事件，即分別針對醫院業者及基層診所，但是這些政策的推動皆衝擊著對臺灣既存的醫療組織結構。舉例來說，在落實家庭醫師整合照護理念，以及改變醫院門、住診服務結構時，其目的在於落實民眾轉診、醫療分級制度的建立；然臺灣民眾舊有的就醫習慣，以及臺灣醫院業者本身的多元服務提供與基層診所業者服務的高同質性等，皆挑戰了業者間的合作互動，而必須要做整體規劃，包括民眾宣導（外部行銷），以及基層開業醫師與醫院業者共同參與討論與規劃，共同建立機制來規範醫院及基層開業醫師角色，以及相關的成效評估機制。

---

[3] 後SARS 臺灣重建計畫—醫療及公共衛生改造方案（草案1.1版）

附錄——整合組織旗下成員行銷整合活動檢核表【16】

整合組織旗下成員可實施以下各項活動來促進成員間的行銷整合

- 互相借閱相關的圖書、文獻專業資訊
- 定期或不定期會報，互相報告各機構的服務變動狀況
- 利用公報或報章雜誌使民眾了解彼此的工作內容
- 定期或不定期編印服務資訊手冊／或院刊，並主動發給雙方機構
- 彼此互贈機構出版的刊物
- 共同投稿出刊物，以利雙方機構間之交流
- 互邀參與各自機構所籌畫的活動
- 一起參與大型或小型研究計畫之合作
- 進行聯合公益活動，以提升雙方整體的形象與知名度
- 進行聯合醫療服務宣傳，以提升雙方整體的形象與知名度
- 進行討論彼此目標市場特性，以共同規劃雙方在健康及醫療上的服務
- 進行討論彼此目標市場特性，以共同規劃社區衛教服務
- 進行討論比此目標市場特性，以聯合開發服務項目共同來領先同儕競爭者

參考文獻

【1】Berkowitz, E.N. (2010). Essentials of Health Care Marketing. 3rd Revised edition. Jones and Bartlett Publishers, Inc.

【2】Terill, T.E., & Evashwick, C.J. (1987). Structure and Organization. In C.J., Evashwick, & L.J. Weiss, (Eds.). Managing the Continuum of Care. An Aspen Publication. p. 115-116.

【3】Bowers, M.R., Swan, J.E., & Taylor, J.A. (1994). Influencing Physician Referrals. Journal of Health Care Marketing, 14(3), 42-50.

【4】Murray, K.B. (1991). A Test of Services Marketing Theory: Consumer Information Acquisition Activities, Journal of Marketing, 55(1), 10-25.

【5】Barlow, K. (2000). Physician Relations Programs can Increase Referrals. Healthcare Financial Management, 54(10), 35-39.

【6】Lauer, C.S. (2002). Physician Practice Turnaround in an Integrated Delivery System. Modern Healthcare, 32(12), 39-43.

【7】Shortell, S.M., Gillies, R.R., Anderson, D.A., Erickson, K.M., & Mitchell, J.B. (2000). Integrating Health Care Delivery. Health Forum Journal, 43(6), 35-39.

【8】MacStravic, S. (2000). Strategic Differentiation Becoming ‘Watchword’ for Health Care Organizations. Health Care Strategic Management, 18(8), 15-18.

【9】Ford, R.C., & Fottler, M.D. (2000). Creating Customer-Focused Health Care Organizations. Health Care Management Review, 25(4), 18-33.

【10】Hamel, G., & Pralahad, C.K. (1994). Competing for the Future. Harvard Business Review, 72(4), 122-128.

【11】Kotler, P. (1991). Marketing Management. 7th ed. Englewood Cliffs, NJ, Prentice Hall.

【12】Wilkin, D. (1992). Patterns of Referral: Explaining Variation in Hospital Referrals. In M., Roland, & A. Coulter, (Eds.) Hospital Referrals. p.76-91. Oxford: Oxford University Press.

【13】Moore, A.T., & Roland, M.O. (1989). How Much Variation in Referral Rate among General Practitioners is due to Chance? BMJ, 298(6672), 500-502.

【14】Elwyn, G.J., & Stott, N.C.H. (1994). Avoidable Referrals? Analysis of 170 Consecutive Referrals to Secondary Care. BMJ, 309, 576-578.

【15】NHS Management Executive. (1993). What do We Mean by Appropriate Health Care? Quality in Health Care, 2, 117-123.

【16】Lin, B.Y.J. (2007). Integration in Primary Community Care Networks (PCCNs): Examination of Governance, Clinical, Marketing, Financial, and Information Infrastructures in a National Demonstration Project in Taiwan. BMC HSR, 7, 90 (19 June 2007).

第十章　人力資源管理

章節大綱

在第二部曲的前面幾章中，主要針對整合組織業者的巨觀功能整合機制進行討論，然如何處理整合組織旗下成員（含員工）間的人際互動議題，亦是相當重要的。社會資本（social capital）在組織理論學理與夥伴互動上扮演著重要的角色，它代表組織間的信任、合作以及認同等認知與情感的關係，進而聯繫與維持體系組織內部成員的互動。一般來說，社會資本的概念可以由不同層次角度進行討論，包括員工職場成就、組織內的人力資源發展、高階主管的薪酬、機構營運績效、組織擴充／成長、產業創新，以及體系式或組織網絡式的機構管理【1-10】。

社會資本是機構運作績效的重要關鍵因素之一，可以左右組織內員工訊息交換與分享，進而有效地解決組織內所產生的問題，而缺乏社會資本對組織來說是相當負面的【11-13】。當體系式或組織網絡式整合組織經營管理時，成員間的信任與相互尊重，包括人際間互動及情感投入，可增進知識分享、成功或失敗經營分享，並促進成員間學習。當然，這也需要組織賦予成員權力（賦權），以促進體系或組織網絡式整合組織的營運效益【14-16】。

因此，本章將探討在整合組織經營時常見的人力資源管理議題，以及由整合組織多元文化角色談整合契機，最後指出整合組織運作的倫理議題，期望提供整合組織業者創造旗下成員之優質雙贏關係。

第一節　整合組織經營常見的人力資源管理議題

高階主管必須決定整合組織存在的目的與願景。整合組織的存在價值與使命，在於業者針對目標服務人口，提供或安排協調合作性連續照護服務；並且在提供照護服務的同時，必須承擔目標人口在臨床及財務上的風險，並確保服務人口的健康及醫療結果。換句話說，整合組織（體系式或組織網絡式）是一個同時背負「社會體」、「教育體」及「經濟—企業體」功能的角色【17-18】。作爲一社會體，係指整合組織對社區服務人口（目標顧客）的認同；身爲教育體，係指整合組織必須確認其對於民眾健康的教育責任，以及對醫學教育與倫理的傳承使命；而對於經濟體的角色，整合組織必須建立一個健全組織經營的模式，了解各類組織利益關係人，包括合作夥伴、員工、顧客、政府、支付者等等的需求。

員工對整合組織的經營理念與行動認同是相當重要的。對於變革，很多人常常有一些錯誤的觀念，認爲變革就是因爲過去的想法或是決策發生錯誤，因此抗拒進行改變；然而「變革」代表的只是一種對環境趨勢的預應（proactive），就如同下雨撐傘、晴天收傘的概念是一樣的。在過去醫療業者慣以各立門戶、各自爲營的經營模式，因此，進行整合組織運作時，教育員工並落實整合理念，則爲整合組織業者邁向整合之路時必要的課題，包括藉由教育與溝通、參與、提供心理諮商、彼此協商等方法來幫助員工【19】。

對於整合組織的運作來說，資源的共享（sharing resources）是成功的關鍵因素之一。一般來說，整合組織必須創造共享的資源，包括在病患照護、成員（員工）技能，以及管理等方面【20】。在病患照護方面，整合組織的價值創造主要來自於可見的整合【21】。可見的整合（visual integration）係指整合必須要讓消費者眞正感受到整合組織中接受的健康及醫療照護是無隙的，簡單地來說就是當病患從整合組織的任何一個服務點進入時，所有成員在臨床資源方面的活動必須單一、完整，並且避免重複，尤其是病患在單位或機構間進行轉換時的病患特定資訊，應該由業者自行轉換分享，而非讓病患做重複的步驟，例如重新掛號、檢查或檢驗等；如果不能達到這樣的要求，則整合對消費者來說並無多大的助益。資源的共享亦包括提供病患於整合組織成員間的照護連續性，包括病患於整合組織各成員間照護途徑的一致性（圖35）、各成員專有臨床資源的共享

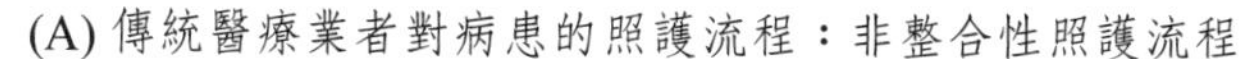

(A) 傳統醫療業者對病患的照護流程：非整合性照護流程

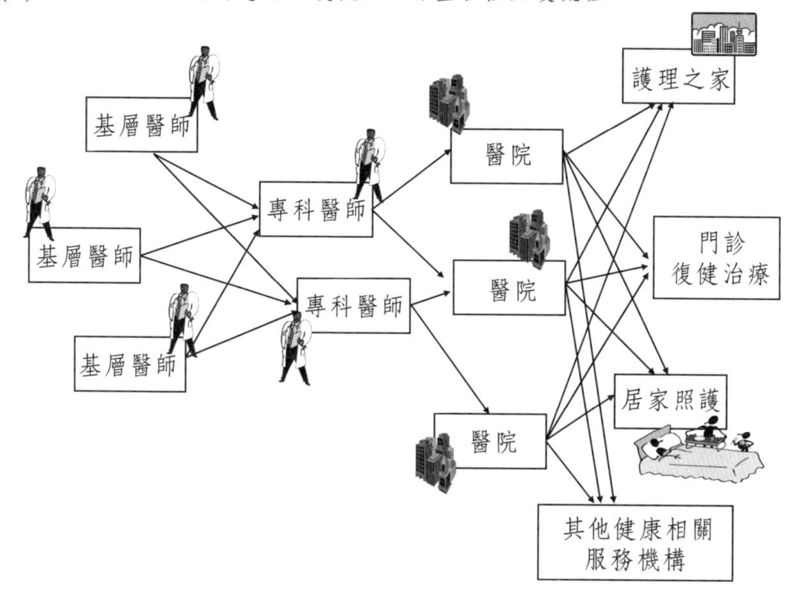

(B) 整合組織旗下成員之整合性照護流程

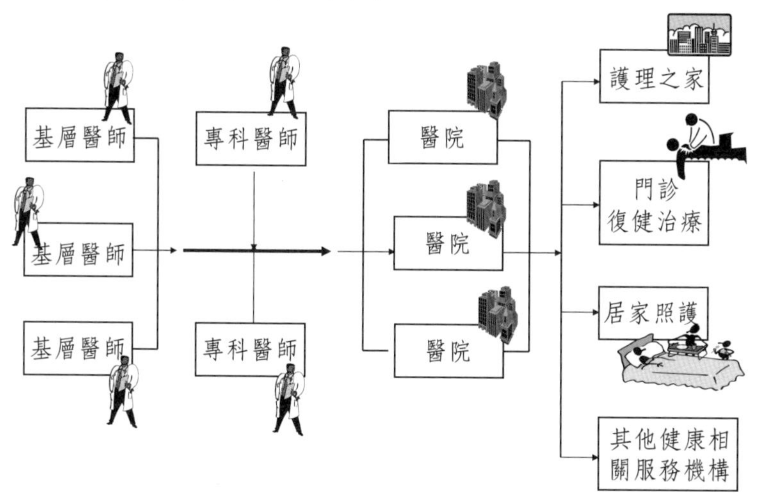

註：(A)、(B)圖中的外框即代表整合組織，旗下成員包括基層醫師、專科醫師、醫院及相關社區照護機構。

圖35　醫療業者提供病患照護流程比較：非整合性照護vs.整合性照護

資料來源：改編自Baker, J.J. (1998). Activity-Based Costing and Activity-Based Management for Health Care. p.360, An Aspen Publication.

性（如醫學中心具有高科技的醫療儀器設備）等等。在成員（員工）技能方面，資源的共享強調係指協調整合組織中的成員（員工），以病患為核心的醫療知識及技能來進行合作，以跨醫療團隊的方式來提供病患所需的個案照護管理。在管理方面，資源共享強調整合組織中所有成員在情感以及財務上的認同。情感上的認同係指突破文化上的隔閡，而財務上的認同感須建立在正確的報酬結構（reward structure）。

對於整合組織高階管理者來說，考慮各成員的需求是件相當困難的工作。最主要的原因在於整合組織旗下成員（員工），對其原有組織體所存在的情感認同，而這種情感認同會夾雜著複雜的思緒與心理狀態。舉例來說，當整合組織係以收購的方式形成時，被收購的一方常常有種被打敗、被攻占，甚至是失敗者的感覺；而採取收購的一方則常以主導者、勝利者的姿態出現。在這種情況下將無形中造成整合組織旗下成員間的互動困難。同樣地，對於合資及契約式的整合組織業者來說，員工對於既存的組織體認同感，亦容易阻礙整合組織旗下成員機構間的溝通與互動。

「信任」是整合組織旗下成員多方互動時所必須注重的首要議題。業者間常存在著不信任感——「我們機構自己已經很棒了，為什麼要跟你合作？你會不會因此分了一杯羹？」。美國CJW醫學中心助理執行長John Smith曾經分享機構最初進行整併案時的心路歷程，他說：「我們花了三年的時間讓雙方員工互相了解、相處，讓被整併機構員工覺得彼此有一家人的感覺。我們的CEO每個星期花大部分的時間待在被整併機構的辦公室裡，試著與員工們多相處；另外，我們也舉辦了各種大大小小的聯誼活動，讓員工、甚至是家屬都一起來參加；高階主管在雙方互動的場合時，避免用『我們』、『你們』等用詞來造成彼此的隔閡……。雙方的制度在推動、互動是需要很小心處理的……。總之，它不是一件容易的事。」

員工的財務報償制度，也是規劃整合組織人力管理時的必要思維。

對於整合組織來說，報償結構的重點包括單位／機構內部的報酬結構（intra-reward structure），以及單位／機構間的報酬結構（inter-reward structure），皆強調「公平性」議題。對於整合組織來說，不公平性議題是最常發生於單位／機構間的報酬結構。雖然這是一個相當簡單的概念，但是很多整合組織在實際運作上，卻常常存在著「一國兩制」的情況。訪談某綜合醫院A（主導機構）接管另一醫院B（附屬機構）的案例中發現，兩醫院的醫師及工作人員之福利待遇及績效算法，是完全不同的，換句話說，當主導機構員工與附屬機構B員工所做的工作內容、負擔相同時，然卻有較少的薪資水準。在這樣的情況下，造成A、B兩院員工在進行整合組織業務往來時，造成B院員工特別不願意支援及協助A院醫療人員。而這種不對等的互動關係亦使得A院員工有著過度的優越感，亦使得B院員工有著如殖民地般的感受，因而造成工作士氣低落，進而影響業績及病患照護品質。

當然，對於多成員的整合組織來說，高階管理者要重新規劃所有員工的「單一制」工作薪酬與福利是相當複雜與困難的，尤其對於不同權屬別的機構成員（如軍方、衛生福利部、私人等等）所形成的契約式整合組織。可行的替代方案包括可讓不同成員旗下員工仍維持其原屬機構薪資給付方式，但是對於當員工承接額外的跨整合組織成員間的服務任務時，再以額外加給的方式來提供報償；或是直接將舊有員工的工作任務轉型爲合置／合聘人員，來重新規劃其薪資架構；或是新增工作職位，藉由招募及甄選新人的方式來承接整合組織跨成員間的工作任務【22】。

對於整合組織來說，員工的工作安排方式，包括人事行政合併、人員合用、人員借調、人員外駐以及合置等。「人事行政合併」係指對於整合組織中的人事制度，包括員工晉用、訓練、激勵及維持都以統一的方式爲之。舉例來說，在人事晉用方面，在整合組織中的數個單位或服務機構，可以進行整體性的人力資源規劃，藉由聯合招募、聯合甄選來獲取人才，除了節省招募及甄選成本外，亦可避免整合組織運作時的人力重複浪費。在員工訓練與發展上，聯合辦理在職、持續教育訓練可以降低員工訓練成本。另外，因爲整合組織有著多元化的服務類型，其有利於員工發展第二專長。在激勵方面，包括績效評估、獎勵與懲處等，都應該做程度上的統一，而維持方面，包括如何確保員工的福利一致性，以及合併升遷等等的人事制度，都將考驗著多元化整合組織在人事上的規劃。「人員合用」係指不同機構合聘工作人員，這種情況常發生於須要負責跨院區業務工作的人員，例如個案管理人（case manager）。「人員借調」係指受僱於某機構的工作人員，外調接受另一機構的職務。對於整合組織而言，這種狀況常發生於臨床人力的相互支援，以降低人力成本或成員的產能過剩。「人員外駐」係指機構人員利用另一個機構的地點設備來辦公／執業，例如醫師定期至結盟整合的組織駐診。「合置」係指不同機構，聘用工作人員在同一處服務，此種情況最常發現於合資事業的服務單位中。

第二節　整合組織多元文化議題

組織文化是一個組織所抱持的價值體系，用來規範組織中員工的行爲模範，也使得每個組織彼此有別。組織文化是左右組織成員的價值、信念及行爲基礎，也是管理整合組織多元化成員的重要人力管理議題。對於由同一權屬別所建立的體系式整合組織來說，其文化根源常來自於創辦人的理念，沿襲傳統及慣用的做事方式，亦可利用實務，如員工甄選、績效評估、訓練及發展、升遷制度等來傳承組織文化；但對於由併購方式所形成的體系式整合組織來說，多元文化融合則爲另一個必須要面對的議題。一些實務學家甚至指出，不管業者併購後能帶來多少的實質財務利益，原本兩機構業者的文化相融性與否，關鍵著一件併購案的成功。重大或危機下進行文化改變可能是較容易的，包括財務嚴重虧損、主要顧客流失、強大競爭對手、領導階層換血、歷史尚淺及規模小的組織，以及弱勢的組織文化等等；而整合組織管理階層若能夠再適時地加入一些行動，包括善用主文化的故事及儀式、配合新價値觀改變酬償系統、透過調職、工作輪調等方式來改變次文化等，亦可促成旗下成員間文化的融合。

Glouberman與Mintzberg（2001）【23】在「管理健康照護及疾病治療」一文中，以「分化」（differentiation）概念指出急性醫院組織內部所存在的四種片段面貌，包括治療（cure）、照護（care）、控制（control）及社區（community），而此四大面貌亦代表著長久以來醫療業者內部因專業分工與目標所存在的文化隔閡，因此被戲稱爲四大分裂的世界（圖36左下圖）。「治療」面貌係指病患的治療，這方面的工作以醫師爲代表，在醫師的專業領域文化中，醫師是爲其專業而工作，而醫療機構對這些專業人員來說，只不過是個工作場所，是發揮所長的地方。一般來說，醫師爲其特有的醫師專業科層權威而努力，他們在「機構內」工作，而非「爲機構」工作。「照護」面貌係指維持（maintenance）、關心（concern）、監督（supervision）及負責（charge）的概念，護理照護工作常爲此類型的代表。「控制」面貌常用來描述管理階層或行政人員，藉由管理專業的知識與技能來左右組織的運作，包括人力、物力、財力及一切的生產過程。「社區」面貌代表能夠控制及資助組織的外在團體，例如政府機構、保險公司、消費者代表及顧主代表等。此四大面貌意謂著專業分工所形成的次文化[1]，亦可能爲組織溝通障礙的來源之一。

---

[1] 次文化概念常見於醫療組織中，反映出某部分成員所共同面對的問題、情況或經驗。次文化常因部門功能、專業領域不同，或地理上的區隔而產生。

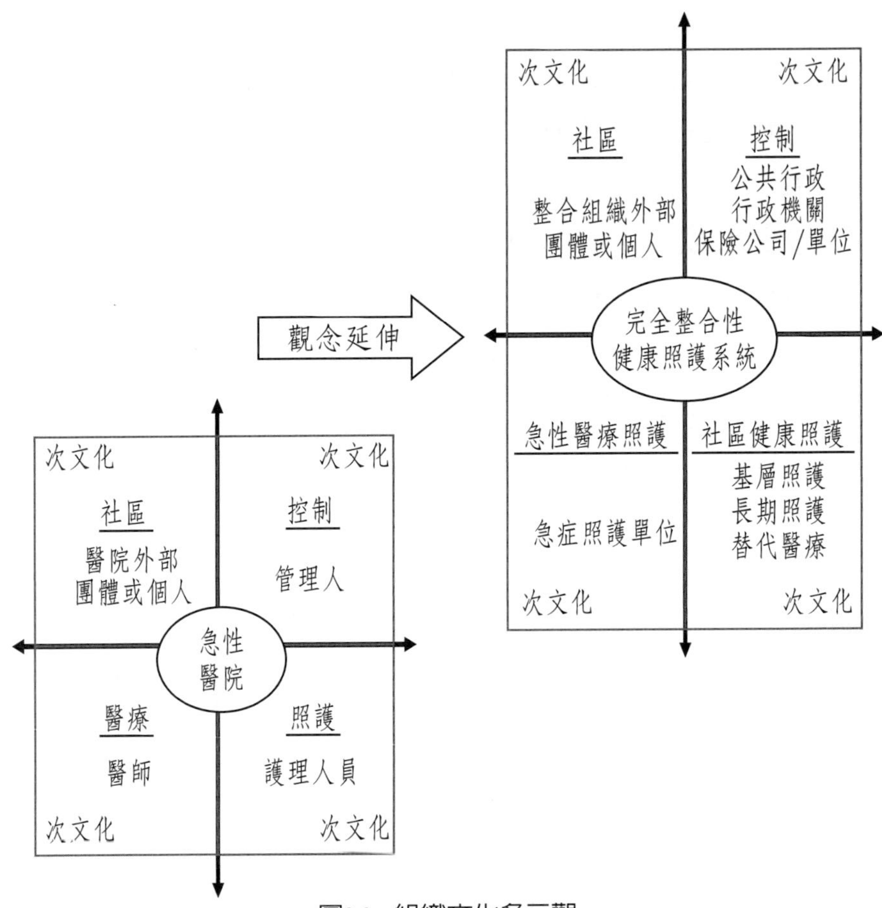

圖36　組織文化多元觀

資料來源：改編自Glouberman, S., & Mintzberg, H. (2001). Managing the Care of Health and the Cure of Disease--Part I: Differentiation. Health Care Management Review, 26(1), 56-69.【23】

當把急性醫院的四大面貌延伸到整合組織的實務運作時，此四大面貌亦可意指完全整合性健康照護體系（Fully Integrated Delivery System: FIDS）的多類型成員角色，包括以急性照護醫院爲首的「急性醫療照護」、以長期照護、基層照護及替代醫學照護等爲主的「社區健康照護」、以政府機構及保險業者為主的「控制」，以及以消費者及其團體所代表的「社區團體」等面貌。在圖36右上圖中，急性醫療照護面貌主要係由急性照護單位為首，如急性醫院，其功能事務強調疾病治療；而社區健康照護面貌意指以維持、關心、監督及負責來進行預防疾病及支持或輔助治療的基層照護、長期照護及各類替代醫療等等。另外，整合組織中的保險單位、行政機關對醫療服務資源利用所執行的控制世界／面貌，包括其對人力、成本預算、服務使用多寡的審查、掌控等權力；社區團體面貌係指與整合組織外部有關的利益關係人，如消費者（民眾、消費者）、雇主等對整合組織所抱持的期望。

對於醫療業者來說，不管規模大小，既有的專業角色創造了專業文化，如圖36左下角以急性醫院為例的圖示，或是以圖36右上角以完全整合性健康照護系統為例。對整合組織業者來說，首先必須要先了解整合組織內所可能存在的多元文化，而其工作並不在於「統一化」這些次文化；相反地，領導者必須了解每個專業領域或次文化的特質，建立一個協調合作的核心文化價值，包括建立彼此成員的互信互諒、強調整體組織認同、鼓勵跨領域團隊合作、鼓勵員工學習與創新等等。多元次文化的融合，必須要靠協調（coordination）以增進彼此的相容性，包括藉由相互調整配合、直接監督、工作標準化、結果標準化，以及知識／技能標準化等方式來為之，以促進不同領域／文化間的相處。相互調整配合（mutual adjustment）是次文化整合的最直接方式，為兩個或更多的人以不居形式的溝通方式，於工作過程中彼此適應，而此法有賴於原本既存的高度信賴關係。直接監督（direct supervision）為傳統上主管與部屬間的關係管理模式，其利用職位位階的高低來執行及完成整合工作及鼓勵／促成員工互動。工作標準化（standardization of work）係指藉由標準化工作流程設計，促進彼此成員間的協調合作；舉例來說，建立轉診標準化、入出院審核標準化等，來協調整合組織旗下成員的互動。結果標準化（standardization of outcome）係指藉由建立標準化服務結果，如死亡率、併發症發生率等共通品質指標，以促進不同成員間的溝通對話。另外，知識／技能標準化（standardization of skills）亦可建立不同領域（次文化）間的價值認同，此法常用於當一些次文化領域間的專業工作性質與工作結果無法以標準化來促成對話時，舉例來說，行政管理與臨床醫療領域所存在的不同工作流程與結果概念，則教育或再訓練被視爲促成不同領域成員間互相了解彼此期望的方式【24】。

第三節　整合組織運作的倫理議題

「倫理」議題非關法律，通常係指一套規範行事（包括目的及行爲）的對、錯規則或原則。對於醫療業者來說，倫理議題主要分爲生理醫學（biomedical）與管理（managerial）兩項範疇【25】。一般來說，醫療業者在執行業務時，常常考量四個倫理基本原則，包括尊重他人的自主性（respect for autonomy）、正義／公平（justice）、恩惠／慈善（beneficence），以及無傷／無害（nonmaleficence）等原則【26】：

一、尊重他人的自主性

自主性係強調每一個體擁有決定自己生命的權利。以病患爲例，自主性強調病患在其意識清楚的情況下，有權接受或拒絕醫療業者爲其所進行的治療處置。另外，事實告知、誠實、保密及遵守承諾等亦是重要的倫理議題。

二、正義、公平

正義、公平爲醫療業者在執行管理工作時的重要倫理規範，爲組織正義（organizational justice）範疇最常論及的問題，最常見的爲分配正義（distribution justice）與過程正義（procedural justice）【27】。分配正義係指組織中對於資源與報酬的分配公平性；而過程正義強調在分配資源與報酬決策過程的程序正義。有三種常見倫理原則可以幫助醫療管理者在其工作業務中決定其應有的（倫理）行爲，包括平等主義（egalitarianism）、個人主義（libertarianism）及功利主義（utilitarian）。「平等主義」強調所有的個體具有相等的權利來追求對健康照護服務的需求，因此管理者必須要排除在照護服務提供時可能造成的種族、社會階級、地理位置等歧視議題，舉例來說，公平地配置醫療資源於窮人、老人及殘障人士。「個人主義」強調個人利益的最大化，這種狀況常見於管理者特別著重於某一成員（子機構、科／部門或服務線）的利益考量。舉例來說，很多美國整合組織業者傾向強調急性醫院單位的利潤所得。「功利主義」強調以最多數人（群體）的利益爲導向，與個人主義的觀點恰爲相反。讀者可從下面一簡單的案例[2]了解管理者以功利主義作爲資源分配的原則：

一家大型醫院在早期醫療服務空間規劃上，並沒有預留病患在醫療手術或治療處置進行前的檢查、檢驗集中區。因此，當病患需要做檢查或檢驗時，例如LAB、EKG或X光，他們必須要穿梭於院內多處定點來進行檢查或檢驗，很多時候病患會因此而走失，甚至會因手術當天拿不到所有的檢查報告而造成手術的延遲。因此，高階管理者常常接到一些抱怨信件，還有病患道出自己穿梭在各部門間

---

[2] 本案例節錄、改編自陳金淵、林妍如合譯，2002，醫療財務管理，雙葉書廊，頁227-228。〔原著：Zelman, W.N., McCue, M.J., & Millikan, A.R. (1998). Financial Management of Health Care Organizations. Blackwell〕

的感覺——「如迷途羊群一般」。目前醫院總部大樓入口旁有一塊占地約50坪的空間還無任何用途規劃，而院長收到了來自各部門的空間需求計畫書，每個計畫書都希望爭取這塊空間來擴充自己部門業務。這時，院長知道自己應該做些決定了！

院長拒絕了所有來自各部門的空間需求計畫書，他決定用這塊空間來規劃一個提供病患醫療處置及手術前的檢查／檢驗區。在這個服務區中，空間被規劃成很多獨立的檢查室及檢驗室，病患只要到達各自的檢查／檢驗室，便可開始進行除了X光檢查之外的各種所需的檢查／檢驗服務，而放射線部門就在該檢查／檢驗區附近。因此，病患接受檢查或檢驗的流程則變得相當簡單且完整，來回奔波、等候報告的時間也減少了。雖然新設計的檢查／檢驗區不能為醫院產生額外的收入，但是醫院帶給病患較多的愉悅與較佳的就醫品質，也相對地幫助醫護人員在照護病患的時效性，甚至使得整個治療流程變得更有效率及效能了。

三、恩惠、慈善

以恩惠、慈善作爲倫理原則的基本理念，在於強調人性的慈悲（charity and kindness），也就是臨床醫護人員最常說的「提供病患最好的臨床照護服務」，包括最優秀及充足的護理人力、最好的衛材藥品、最先進的醫療儀器設備、最寬敞的空間等等。然而，在考量恩惠、慈善的倫理原則時，同時也產生了另一個概念，即爲成本方面的考量。近年來，管理者或臨床醫療人員開始利用實證研究，如成本效果（cost-effectiveness）分析來作爲在落實恩惠、慈善的倫理行爲規範時的有力決策依據。

四、無傷、無害

恩惠、慈善的倫理原則是醫療業者以正面的、主動的態度來增進病患照護服務的品質；無傷、無害是規範醫療照護服務的最低標準，換句話說，是對不良結果的避免，即不要做出任何可能造成傷害的事（do no harm）即可。「恩惠」與「無傷」的概念常爲管理活動之一體兩面，舉例來說，在超音波檢查室中，醫療業者可以讓病患躺在冰冷的檢查床上進行檢查處置，此即爲「無傷」的概念；但醫療業者亦可做一體貼的動作，即爲病患增添一毛毯覆蓋身體檢查點外的部位，以防病患著涼及保護病患身體隱私，此種行爲則爲「恩惠」、「慈善」的一面。

在醫療世界的實際運作裡，有很多倫理的原則或規範可幫助組織及專業人員對其行爲提出合理的解釋。建立建全醫療世界倫理思維，除了醫療業者本身，以及專業公會、學會、協會等能夠制定一套倫理原則外，更有賴於醫療業中所有成員不斷地再教育，徹底地從認知、態度進行改造，使得整個醫療業界的運作更爲順暢。

總結

長久以來，「員工」一直被視爲是組織經營上的「成本」，也是組織經營者極力想降低的東西；如果組織領導者懂得把「員工」當成「資產」、把「員工」當作「投資」時，那麼對待「員工」的方式便會有所不同。人力資源議題在管理上主要著重於員工（醫事與非醫事人員）的晉用、訓練與發展、激勵與維持（即留住人才）等議題。整合組織如何管理人力資源及其管理成效將影響整個整合組織生存、成長及獲利，甚至影響成員間彼此的運作效率。

從古至今，「領導」即是維繫組織經營的重要精神支柱，從古典學派學者對於領導人的特質、行爲及各種情境狀況來探討領導的效果（effectiveness），到近代各種顯而易懂的領導／管理原則，包括授權、讚美／激勵、溝通、協調及公正無私等等便可窺見一二。在面對環境的競爭壓力下，整合組織領導者應確認組織存在的目的及願景、了解核心能力、善用人力資源、創造優質組織文化，並重視運作時應注意的倫理議題，以建立完善的整合組織人力資源管理制度。

附錄——整合組織旗下成員信任與共存程度檢核表【28】

整合組織旗下成員間之信任與共存程度：

- 整合組織旗下成員遇到問題時會主動幫忙
- 整合組織旗下成員有問題發生時會被視爲是共同的問題且不會互踢皮球
- 整合組織旗下成員不會斤斤計較誰付出的多或少
- 整合組織旗下成員爲能維持合作關係願意調整契約內容來因應環境的改變
- 整合組織旗下成員若有意外事件發生時願意調整契約內容
- 整合組織旗下成員願意提供有利資訊給整合組織中的其他成員
- 整合組織旗下成員願意依據契約內容的規定範圍內來提供資訊
- 整合組織旗下成員願意提供合作專案相關資料
- 整合組織旗下成員在進行重大決策時會顧及個別成員的權益／利益
- 整合組織旗下成員們是很誠實的合作對象
- 整合組織旗下成員總是會遵守彼此的承諾是值得信賴的夥伴
- 整合組織旗下成員們會互相事先告知有關未來新發展的訊息
- 整合組織旗下成員們對於有不利於對方的訊息時會告知對方
- 整合組織旗下成員們在溝通時非常重視資訊的分享
- 整合組織旗下成員們在溝通時非常重視意見的交換與共識的達成

參考文獻

【1】Aldrich, H.E., & Fiol, C.M. (1994). Fools Rush in? The Institutional Context of Industry Creation. Academy of Management Review, 19, 645-670.

【2】Aldrich, H.E., & Zimmer, C. (1986). Entrepreneurship through Social Networks. In The Art and Science of Entrepreneurship. Edited by D. L. Sexton & R.W. Smilor. Cambridge, MA: Ballinger Publishing, 3-23.

【3】Baker, W. (1990). Market Networks and Corporate Behavior. American Journal of Sociology, 96, 589-625.

【4】Belliveau, M.A., O'Reilly, C.A., & Wade, J.B. (1996). Social Capital at the Top: Effects of Social Similarity and Status on CEO Compensation. Academy of Management Journal, 39(6), 1568-1593.

【5】Coleman, J. (1988). Social Capital in the Creation of Human Capital. American Journal of Sociology, 94(suppl), S95-S120.

【6】Florin, J., Lubatkin, M., & Schulze, W. (2003). A Social Capital Model of High Growth Ventures. Academy of Management Journal, 46(3), 374-384.

【7】Larson, A., & Starr, J. (1993). A Network Model of Organization Formation. Entrepreneurship Theory and Practice, 17, 5-15.

【8】Liao, J., & Welsch, H. (2005). Roles of Social Capital in Venture Creation: Key Dimensions and Research Implications. Journal of Small Business Management, 43(4), 345.

【9】Lin, N., & Dumin, M. (1986). Access to Occupations through Social Ties. Social Networks, 8, 365-385.

【10】Ostgaard, T.A., & Birley, S. (1994). Personal Networks and Firm

Competitive Strategy: A Strategic or Coincidental Match? Journal of Business Venturing, 9, 281-305.

【11】Bamford, C.E., Bruton, G.D., & Hinson, Y.L. (2006). Founder/Chief Executive Officer Exit: A Social Capital Perspective of New Ventures. Journal of Small Business Management, 44(2), 207.

【12】Cohen, D., & Prusak, L. (2001). In Good Company. In How Social Capital Makes Organizations Work. Boston: Harvard Business School Press.

【13】Scott, C., & Hofmeyer, A. (2007). Networks and Social Capital: A Relational Approach to Primary Healthcare Reform. Health Research Policy and Systems, 25(5), 9.

【14】Gilchrist, A. (2006). Maintaining Relationships is Critical in Network's Success. HealthcarePaper, 7(2), 28-31.

【15】Huerta, T.R., Casebeer, A., & Vanderplaat, M. (2006). Using Networks to Enhance Health Services Delivery: Perspectives, Paradoxes and Propositions. HealthcarePaper, 7(2), 10-26.

【16】Johnson, D.E.L. (1993). Integrated Systems Face Major Hurdles, Regulations. Health Care Strategic Management, 11(10), 2-3.

【17】Shortell, S.M., Gillies, R.R., Anderson, D.A., Mitchell, J.B., & Morgan, K.L. (1993). Creating Organized Delivery Systems: The Barriers and Facilitators. Hospital and Health Service Administration, 38(4), 447-466.

【18】Toomey, R.E. (2000). Integrated Health Care Systems Governance: Prevention of Illness and Care for the Sick and Injured. Health Care Management Review, 25(1), 59-64.

【19】Robbins, S.P. (1992). Organizational Behavior. 6th edition. Chapter 19. Prentice-Hall Inc.

【20】Pinkerton, S. (1999). Integrated Delivery Systems: Sharing Resources. Nursing Economics, 17(6), 345-347.

【21】Shortell, S.M., Gillies, R.R., Anderson, D.A., Erickson, K.M., & Mitchell, J.B. (2000). Integrating Health Care Delivery. Health Forum Journal, 43(6), 35-9.

【22】Sponseller, A.A. (1987). Human Resource Issue. In C.J., Evashwick, & L.J. Weiss, (Eds.). Managing the Continuum of Care. Chapter 10. An Aspen Publication.

【23】Glouberman, S., & Mintzberg, H. (2001). Managing the Care of Health and the Cure of Disease--Part I: Differentiation. Health Care Management Review, 26(1), 56-69.

【24】Mintzberg, H. (1992). Structure in Fives: Designing Effective Organizations. Prentice Hall International Editions.

【25】Darr, K., Rakich, J.S., & Longest, B.B. (1986). The Ethical Imperative in Health Services Governance and Management. Hospital & Health Services Administration, 31(2), 53-66.

【26】Longest, B.B. (1995). Health Professionals in Management. Appleton & Lange: A Simon & Schuster Company.

【27】Ivancevich, M.T., Konopaske, J.M., Matteson, R. (2013). Organizational Behavior and Management 10th Edition. McGraw-Hill/Irwin.

【28】Lin, B.Y.J. (2007). Integration in Primary Community Care Networks (PCCNs): Examination of Governance, Clinical, Marketing, Financial, and Information Infrastructures in a National Demonstration Project in Taiwan. BMC HSR, 7, 90 (19 June 2007).

第三部曲

醫療組織整合：成功的定義

章節大綱

對於年年虧損的亨利福特健康照護體系（Henry Ford Health System），筆者詢問該體系總裁Gail L. Warden：

「據外界報導，貴體系年年有近5兆美元的赤字，您如何看待您組織目前的處境？您如何評斷一個整合組織是否成功？」

Warden緩緩說道：

「對於成功，在於妳如何為成功下定義……。亨利福特健康照護體系在這些年來，彌補了當地不足的醫療照護需求，提供了最佳的醫療照護連續性及可近性，這是我們的使命……而我想告訴妳，我們做到了！」

——記於 2001年08月

第十一章　整合組織的成功定義

章節大綱

亨利福特健康照護體系（Henry Ford Health System）是美國著名的完全整合性健康照護體系，其同時包含保險支付者及醫療業者的雙重角色，然其連續五年的財務赤字讓這知名的業者，在整合之路上充滿挑戰。2001年8月15日是筆者第一次踏上這個傳奇性的整合組織。在臺灣醫療業者普遍所受到財務壓力的窘境下，筆者詢問該體系總裁Gail L. Warden：「據外界報導，貴體系年年有近5兆美元的赤字，您如何看待您組織目前的處境？您如何評斷一個整合組織是否成功？」Warden緩緩說道：「對於成功，在於妳如何爲成功下定義……。亨利福特健康照護體系在這些年來，彌補了當地不足的醫療照護需求，提供了最佳的醫療照護連續性及可近性，這是我們的使命……而我想告訴妳，我們做到了！」

「成功」，是人的畢生，甚至是企業組織追求的夢想。但是成功到底是什麼呢？從古至今，不同的智慧一再定義何謂組織的成功。傳統上，管理學者分別以目標導向（goal approach）、內部過程導向（internal process approach）、以及資源獲取導向（system resource approach）來定義組織的成功或績效【1】（圖37）。「目標導向」強調結果面，注重產品及服務的結果與產量；「內部過程導向」績效理念，強調組織成功在於內部的和諧互動，包括文化、人員滿意、溝通及領導等等；而「系統資源導向」則強調組織成功在於能夠獲得相較於其他競爭者更有利的資源，包括人力、物力及財力等等。然而，單一片段的績效觀念似乎無法眞正的涵蓋醫療組織整體的經營理念及運作方針。舉例來說，在資源獲取導向的績效概念中（即系統資源法），醫療業者雖然能夠獲得名醫、最先進的醫療器材設備、最大的建築物、或最多的醫療資金，然若該醫療業者不懂得妥善地運用這些醫療資源使其受到最大的效率及效能，則對組織來說仍徒然無益。再者，若只以內部過程導向作爲績效標準，則似乎忽略了組織與外部互動的開放系統概念，亦忽略了醫療組織經營的結果目標，包括病患健康、財務利潤等等。除此之外，面臨近來競爭壓力及企業求存的情況下，醫療業者在其績效的考量上又常只著重於結果導向的財務績效指標，如僅針對服務量的多寡、收入、支出等狀況進行檢討。雖然結果面財務健康的重要性在於確保組織的生存，亦可以幫助組織維持應有的利潤（盈餘），協助組織未來發展或研發；但是單方面強調結果財務指標的同時，卻忽略了其背後的原因，如內部流程及資源投入的操作不良【2】。

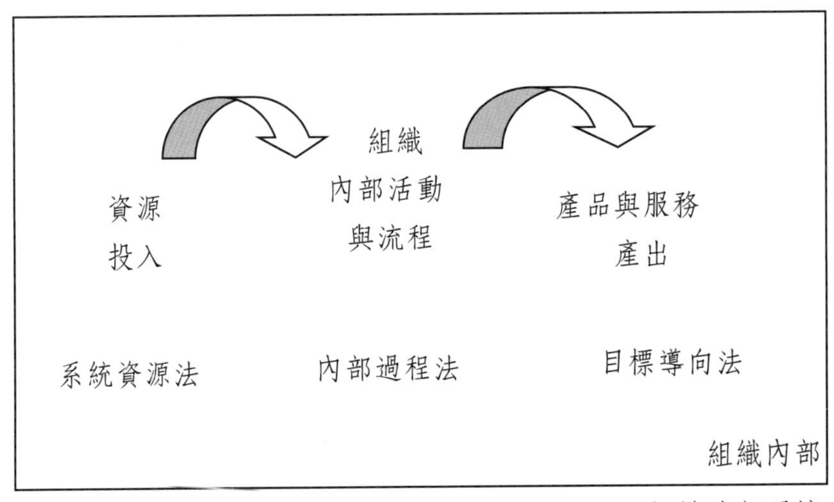

圖37　組織績效評估方法：系統資源法、內部過程法及目標導向法

資料來源：改編自Daft, R. L. (2000). Strategic Management and Organizational Effectiveness. In Organization Theory and Design. Chapter 2.

其實對於任何組織的生存，三種觀點都是缺一不可的——因爲組織的經營必須要支持財務的觀點，以確保組織永續經營，然醫療業者更不可偏廢給予人類最重要的健康需求的服務使命。當然醫療業者也不可忽略爲員工創造一個優質的工作環境，以培養人才及留住人才；亦不可忽略「工欲善其事，必先利其器」的資源取得策略，包括獲得優質的人力、設備等考量。

對醫療業者來說，組織的績效常被用來作爲評價一個組織的成功與失敗；然而，對於成功的定義，到底什麼才是最被認可的答案，可能永遠都無法做一定論。這是因爲某一績效指標可能是需要藉由其他績效指標的折衷所共同完成。舉例來說，對醫療業者可能爲社區提供一項無法創造財務利潤的醫療服務，如之前章節提到某一醫學中心思考是否繼續提供各種移植手術時的多面向考量。另外，績效的壓力亦可能來自組織內部成員，例如臨床醫療人員與行政管理人員可能分別以其專業背景來評估自己認爲「最適」或是「最好」的醫療照護服務。

因此，在近十幾年來，實務者及學者開始嘗試從不同角度來思索組織的績效，希望突破傳統組織對績效的單一面向評估模式。多面向的績效評估模式包括結構—過程—結果（structure-process-outcome）觀點、平衡計分卡（balanced scorecard）觀點、整合臨床及行政管理效益觀點及利益關係人／選民觀點（stakeholder/constituency approach）等等之模式。「結構—過程—結果」觀點首先由Donabedian（1966）【3】所提出，指出醫療照護品質的三個角度，包括結構、過程及結果，而自此以後，此分類及其潛在的因果關係即廣被學者與實務工作者用來評估醫療照護效能（effectiveness）的工具（圖38A）。多方位指標評估方式在醫療業已廣泛被接受，舉例來說，國內的醫院評鑑指標與方式，已經漸漸擺脫過去只側重的結構構面指標，如醫療儀器設備、人員數等，轉而兼顧病患照護中的流程等作爲要求。

1992年Kaplan及Norton的「平衡計分卡」觀點【4】，明述組織財務績效是不足以爲組織提供整體性的績效概念，指出績效評估系統的組織全面化概念，應同時導入顧客、內部流程及學習成長等構面導向的非財務績效指標，此即爲績效的「平衡」概念（圖38B）。「整合臨床

(A) 結構—過程—結果觀點

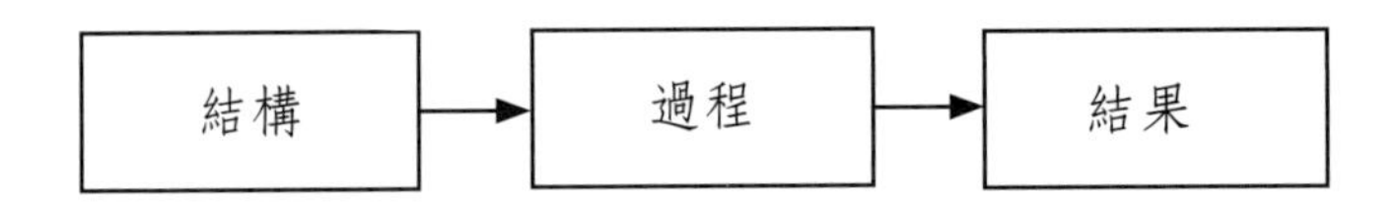

(B) 平衡計分卡觀點

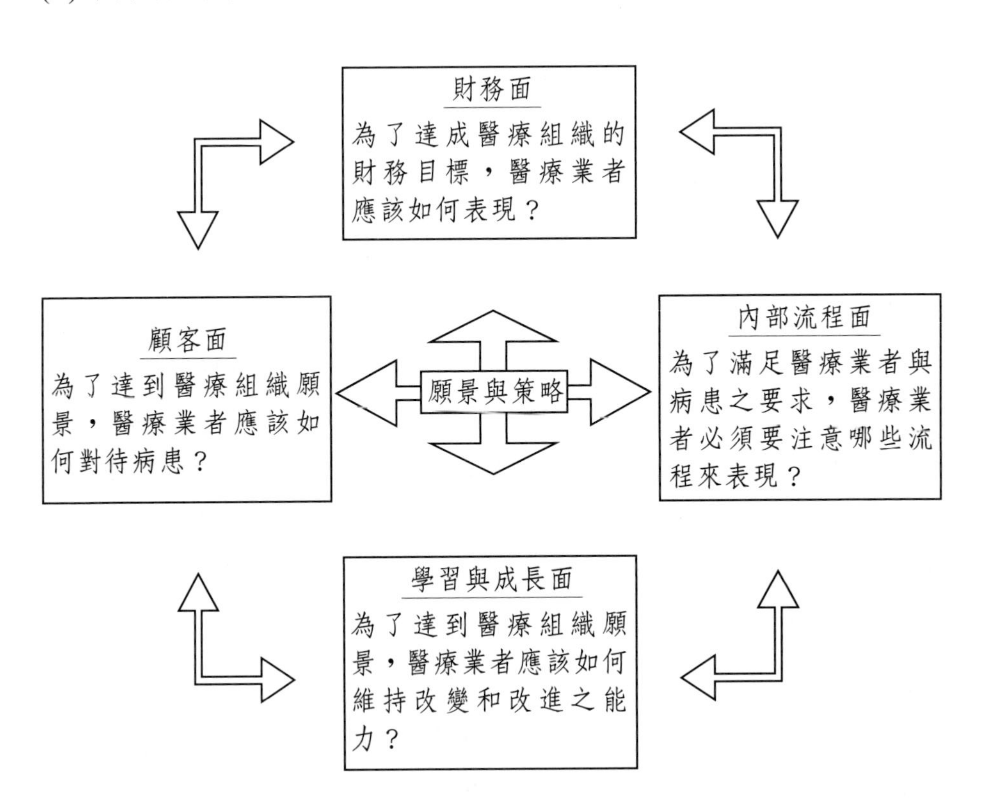

圖38　組織績效評估方法：多面向評估法

(C) 整合臨床及行政管理效能觀點

行政導向		低（臨床導向）	高（臨床導向）
	高	成本導向組織 強調財務報表，成本上限	結果導向組織 強調病患照護的效率（成本考量）與效益（品質考量）
	低	生存導向組織 強調符合每日例行工作	品質導向組織 強調改善臨床照護過程

(D) 利益關係人／選民觀點

組織利益關係人／選民	組織效能指標（範例）
經營（擁有）者、股東	財務健康
員工	工作滿意度、工作環境（如公司制度、主管領導監督風格等等）
顧客	產品／服務的品質與價值
債權人	借貸信用
社區	社會責任
供應商	公平交易
政府	政策、法規的遵守

圖38　組織績效評估方法：多面向評估法（續）

及行政管理效能觀點」【5】（圖38C）意圖突破過往業者在經營運作上的單一生存、成本以及臨床品質導向的經營哲學，目的在於整合臨床專業（clinical people）與行政管理（administrative people）認知及績效差異；換句話說，當業者欲創造出絕佳價值（superior value）產品或服務時，則必須建立在合理的成本（reasonable cost）以及無瑕的品質（impeccable quality），而只有在同時兼顧臨床與醫療價值時，才能帶給消費者最大的價值感受。「利益關係人／選民觀點」【1, 6】強調組織效果（effectiveness）來自於是否可以滿足與組織相關的各類利益關係人（stakeholder）。組織利益關係人係指與組織經營運作有關的個人、團體及機構，皆可視爲組織的利益關係人。舉例來說，醫療組織的經營者／資產所有權者、員工、與組織有業務往來的債權人及供應商、顧客（病患）及社群，以及國家及地方衛生主管機關等等，皆可爲醫療業者的利益關係人。而各類利益關係人對於業者來說，常常是具有獨特的、不同的期望或需求，如業者重視財務健康、員工重視舒適工作環境與保障、病患重視醫療品質與合理價格、債權人在乎借貸信用、供應商期望公平交易、政府期望業者對政策及法規的遵守，以及社會／國家期待業者應盡一份社會責任等等（圖38(d)）。

上述四種多元組織評估模式豐富了組織存在的不同價值。在整合組織績效評估上，美國亦採用多元的指標來評判其成敗，舉例來說，於1998年起，Hospital & Health Network雜誌每年評選及公布全美前100名最佳整合性健康照護系統（integrated health system），其評核的指標包括醫療服務利用率、財務績效、服務可近性、與保險業簽約議價能力、（開業）醫師參與，以及整合機制的運作，包括行政、臨床、資訊及財務等方面；在1999年亦新增了急、門診服務利用率來評估最佳整合組織【7】，該評選由SMG Marketing Group進行分析，目前每年仍持續評估中。

第一節　現行組織績效評估制度的弊端

組織經營的使命與願景，需要適當的策略與戰略完成。策略係指「做對的事情」，換言之，組織在既有的內、外在環境評估下，確認其努力的方向，則是組織總體必須要做的決策；戰略係指「把事情做對」，換言之，員工必須要在組織整體策略下做出最好的表現。然而，業者如何將經營理念眞正地貫徹於整體組織中，使員工眞正的通盤了解，這就必須要靠良好的績效評估制度來做把關。績效評估在業者中的角色，在於可以幫助業者了解員工是否根據組織策略往正確的方向前進；但是在另一方面，組織員工也可以藉由績效指標的界定而了解業者對其工作的期待，以作爲員工工作回饋的重要依據。然而，現今業者在績效評估制度上的設計普遍存在一些問題，包括【8】：

一、太過強調財務績效指標而忽略消費者服務及品質

醫療業者通常在月底或月初以損益表進行檢討，其中載明各科別（或服務線）服務量、成本、收入及淨收益。然而，這些財務報表僅強調「服務量」與「金錢」概念。雖然說這些財務報表爲高階主管最常接觸的績效量測指標，然而對於一、二線臨床科別主管及員工而言，可能有困難解讀財務指標背後的內涵。因爲這些一、二線臨床主管及員工平常熟知的是「人力」、「機器」與「物力」，並爲提供消費者最好的「品質」與「服務」；然要這些臨床人員將平常所接觸的人、事、物運作，來與財務指標（如成本、收入、利潤等等）做一關連性聯想，相信對他們而言是相當大的挑戰。

二、組織目標與其績效評估指標不一致

很多研究指出，組織績效指標常常與組織目標不符，而這樣的不一

致性可能會導致組織員工無所適從，也可能使得組織的目標流於空泛。舉例來說，爲了因應競爭壓力，現代的醫療業者常常告誡員工善待顧客、了解顧客的需求，並常常推行可以提高顧客滿意度的相關活動，包括推行禮貌運動來訓練員工基本應對禮儀，以及實施全面品質管理來發現與改善組織中的不當流程；然很多業者高層管理者仍是只用如員工生產力（服務產量）、機器產值等等來作爲發放獎金、紅利及考核員工的依據。

三、組織目標無法具體地落實於組織內各層級績效指標中

一般來說，理想的組織績效評估制度應該由組織整體來完整地建立。換句話說，當高階主管建立總體組織目標及策略後，必須與部屬單位妥善地溝通，向下推行至各個單位或部門，使整體組織中的所有成員（子機構、科／部門或服務線）的個別績效結果，以成就組織整體的最終總目標。

四、組織中各部門所訂定的績效指標傾向於齊頭式平等

這個弊病衍生於上面所論及對組織目標的貫徹性，也就是說，組織高階管理者常常用相同的績效指標來考核具有不同任務的單位。相同績效指標有其在制定上的方便，但是卻容易忽略不同單位或服務間所可能存在的衝突性，尤其在某些特定狀況下，齊頭式績效指標是有欠公平的。舉例來說，新成立的服務可能對另一服務產生掠奪效應，例如門診手術會替代了住院手術，因此若醫療業者正在評估門診手術診療的發展，則必須同時考慮到門診手術診療所可能造成住院手術的收入損失。相反地，如果醫療業者正考慮發展急診部門，則該院將因急診部門成立而連帶地使院內其他輔助醫療部門（例如放射線科及檢驗室）的營運業績收益增加。因此，如果高階管理者仍然一味地要求舊有的住院手術量與新開發的門診手術量都要有相同的業績水準，則有失合理性。因此不同的部門必須視組織整體的策

略、任務與責任（例如有些部門為利潤中心、投資中心或服務中心等）來劃分不同服務科／部門的財務績效指標，以了解組織眞正的運作成效。當然有時候，不同的部門是必須存在一些相同的績效指標，舉例來說，「顧客抱怨數」在組織中的各階層皆是適用的。

五、新的績效指標不易蒐集或是難以比較

目前部分業者仍然持續使用傳統的績效指標（如人力生產量、機器使用率，以及品質瑕疵率等），主要原因在於這些既存的指標資料容易取得。相反地，對於某些主觀的績效指標，如消費者滿意度、員工參與、員工衝突解決能力等在量測上是較為困難的，且組織通常尚未建立較具信、效度的量表來作為跨服務科／部門間比較。

六、績效評估資訊系統缺乏彈性

績效評估資訊系統缺乏彈性，是造成績效指標不易更新的主要原因，這種情況對於一些資訊能力不強或需要靠外界資訊公司程式支援的組織來說，更是一大考驗，因為當業者需要再次進行資訊系統修正來配合新的績效指標資料蒐集時，不管是在金錢、時間及人力的成本效益方面，皆被視為是不划算的。

七、績效系統太過強調「控制」，而非「改進」

這是目前組織中普遍存在的問題，也就是組織管理者常視績效評估系統是一種對員工的控制，換句話說，管理者常常只強調目標的達成，過於強調標準值與實際值之間的變異。其實，績效評估制度的另一項重要功能在於促成員工的發展，換句話說，經過績效考核，業者可以：(1)確認員工是否有能力承擔更多責任及未來員工發展的需要；(2)確認員工的權力；(3)確認可用的管理人才及一般人力資源；(4)提供上司與部屬單位正式對話的機會；(5)使員工了解組織的標準及衡量員工表現；(6)鼓勵優秀

員工維持良好表現，以及改善員工缺點，使員工能夠成功地執行策略；(7)可作爲業者評估雇用效度的依據【9】。

八、績效評估系統常常無法分辨出「關鍵少數」（vital few）與「瑣碎多數」（trivial many）的差別

一般業者在訂定績效指標時最常犯的錯誤，是忽略員工在其職位上所必須執行的眾多任務裡，應該要有不同的權值輕重，換句話說，績效評估系統必須能夠區分出眾多量測的權重關係。當績效指標間無法訂定出任何權重關係時，則部門或個人便無法體認在不同任務可能呈現的相對重要性，這就如同一位教師出了一份考卷，在滿分100分、4題題目（兩題申論題及兩題簡答題）而無任何配分比例下，考生便無法得知其在作答時間、回答內容等方面，應如何地分配於各個題項中，以使答題效用最大化。

九、一些績效指標太過強調部門目標，而忽略整體組織之整體利益

業者在績效設計中常常犯的錯誤之一，在於組織太過強調自身績效因而影響整體利益。舉例來說，在製造業中，一些企業生產部門的績效指標著重於產量，但是過多的產量無法配合業務部門的銷售速度時，將會造成組織庫存增加，影響組織整體的資金流動。

十、員工無法接受績效測量的觀念

雖然組織內員工越來越能接受績效管理的概念，但是在無員工參與績效指標制定的過程時，常常會造成主管及員工在績效指標及評估上認知的不同，而可能產生各種投機行爲。

針對上述業者設計績效制度常見的弊病，可作爲整合組織旗下多成員互動的績效評估系統設計之借鏡（見表11）。

表11　整合組織的績效評估系統設計原則

組織績效評估系統常見的弊病／借鏡	整合組織績效系統的設計原則
1. 太過強調財務績效指標，而忽略了消費者服務及品質	1. 建立兼顧整合組織中所有利益關係人（整合組織成員）的績效評估系統
2. 組織目標與其績效評估指標不一致	2. 視整合組織為生命共同體，建立目標及相關執行策略，並進行控制
3. 組織目標無法具體地落實於組織內各層級績效指標中	3. 視整合組織為生命共同體，促進成員間彼此溝通，並定期檢討、宣導，以落實整合組織經營理念
4. 組織中各部門所訂定的績效指標傾向於齊頭式平等	4. 建立整合組織旗下成員的責任中心制度，依據其職權及職責，訂定出應有的課責指標
5. 新的績效指標不易蒐集或是難以比較	5. 整合組織績效評估系統標準化，如指標定義、指標用語等，以及建立健全的資訊系統架構，以協助所有成員在經營運作上的資料蒐集及跨成員比較
6. 績效評估資訊系統缺乏彈性	6. 加強整合組織的資料蒐集及資訊共享能力
7. 績效系統太過強調「控制」，而非「改進」	7. 加強整合組織旗下成員的發展與改進
8. 績效評估系統常常無法分辨出「關鍵少數」與「瑣碎多數」的差別	8. 了解整合組織旗下成員的重點任務，並加強及發展其專有經營的特色優勢

（續下頁）

（續上頁）

組織績效評估系統常見的弊病／借鏡	整合組織績效系統的設計原則
9. 一些績效指標太過強調部門目標，而忽略整體組織之整體利益	9. 避免整合組織旗下成員太過強調其自身利益，因而忽略整合組織的整體經營利益
10. 員工無法接受績效測量的觀念	10. 加強整合組織旗下成員的溝通、協調，促進各成員了解各自於整合組織中的角色地位，定期檢討、評估以及再修正

第二節　整合組織的績效模式

一般來說，建立整合組織績效評估制度涉及七大步驟，包括確認利益關係者、組織整體認同、績效指標設定、蒐集績效資料、解釋資料、報告及建議，以及績效系統再評估等等【10】：

步驟一、確認利益關係者

對於整合組織來說，利益關係人（stakeholder）可包括受到整合組織經營狀況所影響與被影響的成員，包括個人、群體／單位或子機構；當滿足這些關鍵性的利益關係人需求後，組織才能永續生存。因此，利益關係人的需求（及利益）亦被視爲組織的使命與目標。

對於整合組織而言，利益關係人可分爲三類：資本市場利益關係人（capital market stakeholder）、產品市場利益關係人（product market stakeholder），以及組織利益關係人（organizational stakeholder）。「資本市場利益關係人」係指組織資金的供應者，包括組織經營者、股東、銀行等等；「產品市場利益關係人」係指市場中影響組織運作及受組織產品或服務影響的人、團體或組織，包括消費者（病患）、供應商、政府機構、支付機構（健保署、私人健康保險機構）、社會團體（病友團體、醫療專業聯盟、品質策進會）、醫療教育機構（醫學院、研究團體）、社區等等；「組織利益關係人」係指組織中所有成員，包括合作支援夥伴（此可意指整合的機構成員）及其內部員工。在表12中列出整合組織中可能的利益關係人及其相對應之期望與需求，因為業者無法「相等地」滿足所有的利益關係者的需求，這也造成眾人對組織「成功」定義有了分歧性的解讀【11】，而政治力介入亦會為組織成功（效能）定義帶入更複雜化的境界【12-14】。

表12 整合組織之利益關係人及其期望與要求

利益關係人類型	利益關係人	可能之期望與要求（範例）	
資本市場利益關係人	經營者	◆ 組織整體效能與效率 ◆ 社會需要	◆ 組織整體形象 ◆ 財務健康
	股東	◆ 利潤／投資回收	
	銀行	◆ 信用	
產品市場利益關係人	消費者（病患）	◆ 照護服務品質 ◆ 照護服務可近性	◆ 照護價格（負擔）合理
	供應商	◆ 滿意的交易過程	
	政府機構	◆ 守法、合法	◆ 全民健康
	支付機構（健保署、私人健康保險機構）	◆ 成本限制 ◆ 病患就醫可近性 ◆ 適當的服務利用率	◆ 照護服務品質 ◆ 給付合理性
	社會團體（病友團體、醫療專業聯盟、品質策進會）	◆ 病患就醫可近性 ◆ 服務品質 ◆ 專業倫理	◆ 醫療評鑑標準（結構、過程、結果）

（續下頁）

（續上頁）

利益關係人類型	利益關係人	可能之期望與要求（範例）
	醫療教育機構（醫學院、研究團體）	◆ 進修、持續訓練及研究機會
	社區	◆ 健康及醫療服務可近性 ◆ 社區需求
組織利益關係人	整合夥伴成員	◆ 連續性照護服務（例如轉診雙向效益）
	管理者	◆ 運作效率及效能
	非管理者（醫療人員）	◆ 臨床服務品質 ◆ 病患就醫可近性 ◆ 病患臨床安全性 ◆ 工作保障 ◆ 工作滿意度 ◆ 專業倫理 ◆ 臨床（知識及技術）訓練
	非管理者（非醫療人員）	◆ 服務品質 ◆ 就醫環境安全性 ◆ 知識及技術訓練 ◆ 工作保障 ◆ 工作滿意度 ◆ 工作倫理

資料來源：改編自1.Leggat, S.G., & Leatt, P. (1997). A Framework for Assessing the Performance of Integrated Health Delivery Systems. Healthcare Management Forum, 10(1), p.11-26.

2.Daft, R. L. (2012). Organization Theory and Design. 11th Edition. Cengage Learning.

步驟二、組織整體認同

績效指標規劃階段，必須獲得組織利益關係人認同，以使得組織在整體運作上可以兼顧各方之考量，尤其是對於整合組織旗下成員間更須訂定出雙贏互利的關係以利於長久發展。當然，欲獲得各利益關係人之認同，整體組織也必須要持續進行溝通以確認彼此間的需要，並獲得彼此的認同與支持。

步驟三、績效指標設定

績效指標的訂定是績效評估制度的重要步驟。一般來說，在評析整合組織效能（effectiveness）時，首先要確認五個基本議題，包括：(1)決定作業活動評析範圍；(2)相關利益關係人的利益需求考量；(3)績效量測的分析單位；(4)績效考核的時間架構；(5)指標訂定的參考標準等。

(一) 決定作業活動評析範圍

通常對於整合組織業者來說，作業活動評析係指功能性整合機制的完成，即前面第二部曲中所談的整合內部機制活動，包括統轄制度、臨床整合、財務、資訊、人力資源等等。

(二) 相關利益關係人的利益需求考量

如前面所述，組織中存在著各種利益關係人，但是似乎很難同時去滿足所有利益關係人之需求，在某些情況下，也許業者會發現當滿足其一利益關係人利益時，可能會折衷掉另一利益關係人的期望【12】。舉例來說，爲改善服務品質提高顧客的忠誠度，血液透析中心業者必須提供專車接送、便當供應或視聽設備等服務，雖然這些額外服務可以增加顧客滿意度及忠誠度，但是這也可能導致服務成本的增加。因此，組織經營的整體活動規劃時，必須要考量與組織有關的所有利益關係人需求，尋求最適模式以達到組織永續經營目標。

(三) 績效量測的分析單位

對於整合組織績效評估制度而言，其績效分析的概念可分爲數個層次，包括個人、團體（或部門）、分部（院）以及夥伴機構，這些層次皆可視爲一個課責單位，換言之，夥伴機構、分部（院）、團體（或部門）

甚至是個人對整體組織的運作，皆應有一定的責任，以及其相對應的賞罰承擔。在訂定各層次的績效課責單位時，必須要特別注意課責單位是否可以為所訂定的績效指標負責，換言之，在績效指標出現變異狀況時，該課責單位是否可負全責並提出相關管理活動來做為因應。舉例來說，洛杉磯市的環境保護局（Environmental Protection Agency: EPA）曾經為自己訂定「洛杉磯城市的空氣品質指數」績效指標，然影響空氣品質因素可包括汽機車數、汽機車排放煙量、工廠數、工廠排放廢氣量、人口成長率，以及地理型態等，但對EPA而言，其職掌僅在於汽機車及工廠排放廢氣量，因此EPA並不適合為「洛杉磯城市的空氣品質指數」來完全背書【15】。

(四) 績效考核的時間架構

設定績效指標亦需要同時考慮時間性（即達成的期限）。舉例來說，當整合組織於本月新成立醫學美容中心，則該美容中心屬於成長階段，高階主管對其財務重點應著重於新客戶的開發、支援相關軟／硬體資產的投資，以及投入較多的研發工作；然在一年後，如果該醫學美容中心已經穩定成長，則財務績效指標重點應包括降低單位成本、了解顧客與產品線獲利（盈餘）率、投資回收等等。

(五) 指標訂定的參考標準

績效量測的重要考量之一，在於如何訂立出標竿／參考值（benchmark or reference）。一般來說，標竿／參考值的選擇可包括比較性標竿（comparative）、理論性標竿（normative）、目標性標竿（goal-centered）以及特質性標竿（traits）【12】。當然績效的結果可能因選擇標竿的不同而有所不同，因此在人人談論成功的定義時，也有見仁見智的說法。「比較性標竿」係指選定類似的組織進行比較，換言之，整合組織可以與類似同業的績效來做比較；「理論性標竿」係指理論上／規範中的標準值，舉例來說，國家制定的標準，或是理論上／理想的標準值；「目標性標竿」係爲以組織所訂定的目標爲考核標準，因此整合組織可根據自身的目標（使命與願景）來訂定考核值；「特質性標竿」係指確認成功組織特質後，進而學習及作爲改進的依據，一般來說，這些可學習的特質最好有專家建議或實證研究已確認的。當然標竿／參考值的選定必須考量資料的可得性（availability）以及正確性（accuracy），因爲臺灣醫療業者的資訊較不公開，且常被業者視爲機密，因此業者間常常無法進行跨機構的比較，也較無法定義出何謂成功業者。因此，通常臺灣醫療業者總較以自訂的目標作爲績效評核的標準。

步驟四、蒐集績效資料

蒐集績效資料可分爲一級資料（primary data）或次級資料（secondary data）。「一級資料」係指資料蒐集者爲特定目的或主題所規劃進行蒐集的資料；「次級資料」係指已存在的資料，例如歷年的財務報表資料。

一般來說，在一級資料蒐集過程中，常常會忽略了一些資料蒐集的行政管理細節，使得資料蒐集過程常常流於形式。舉例來說，在感動的消費者時代中，業者最常以顧客滿意度來了解顧客對其服務的滿意狀況，但是近於「氾濫」的滿意度調查能夠給予業者多少的服務改善機會，是值得我們去深思的。雖然結構性滿意度調查題項使業者容易將其量化，但是卻常只是業者想要去了解的事（want to examine），但這並不一定是病患眞正想說的事（want to say）；而開放性問卷調查則較能克服此缺點。但是另一方面，開放性問題的缺點在於塡答轉譯上的困難，以及機構間或單位間較難做一比較。

資料蒐集時間點亦是需要同時考量。以住院滿意度調查爲例，醫院員工曾反應業者在進行住院病患滿意度調查時機，爲了作業方便，常於病患出院前一至兩天或在平常住院時間內來懇請賜答，這將考驗該類調查的病患回應「正確性」—主要原因在於很多問卷中皆會問及病患對醫護人員的服務滿意度，而部分病患常因自身仍在住院期間，因此實在「不好意思」確實指出醫護人員照護不周之處。

績效指標資料蒐集時也必須要注意是否正「重複性地蒐集已知的資料」。舉例來說，在推行臨床路徑的這半年期間裡，醫療業者持續地對醫護人員做面對面的訪談以了解推行狀況，並以意見箱作爲不記名的意見溝通的管道，這些舉動確實可以使高階主管掌握員工的態度。但是該院卻在臨床路徑推行半年之後，又再製作一份問卷進行臨床路徑實施後員工意見問卷調查，但問卷調查表中僅重複著問其前半年所持續與員工互動的問題。在這種情況下，後者問卷調查可能爲多餘的，因爲院方只是重複蒐集其已知的資料，不但造成院方無謂的浪費，也造成員工重複回答已知問題的時間浪費。

除了業者一手資料來蒐集有關績效評估的資料之外，但於現存資料（即次級資料）的分析上，必須首先確定它們的可用性。舉例來說，業者的參加持續教育訓練員工人數、推行品管圈圈數、推行臨床路徑支數等，這些數據有時候會被拿來當做績效指標，但又被稱爲「迷信式過程指標」（superstitious process metrics）【15】，當業者只注意這些指標數據時，只能強調活動的推行，而忽略這些過程是否眞的能造就較佳的服務品質或其他效能，包括降低成本、提升病患滿意度及服務品質等。當然，過程指標有其重要性，但是這些過程指標必須要與其他的目標導向量測指標做一連接，即成效／效益（benefit）評估，才能夠完整地評估組織效益。

步驟五、解釋資料

績效評估結果的解讀必須要小心，因爲在績效考核制度中存在道德風險（moral hazard）問題。換言之，工作執行者（即代理人（agent））常爲了增進自身利益而做出不利於組織所有人（即主理人（principal））

的行爲。道德風險產生在於「主理人」因資訊不對等（information asymmetry）而無法了解工作代理人行動時，使得代理人常有逃避責任及投機行爲表現[1]【17】。舉例來說，美國某一HMO業者要求其門下外科醫師在特定病患手術死亡率不可超過某一上限值，其目的在於警惕醫師於照護過程中必須注意病患的照護品質，以及改進自身不當的醫療行爲，爲受保人口創造較佳的福利，這樣的立意出發點是很好的；但是後來發現有些外科醫師並沒有從照護流程去改善品質及降低病患的死亡率；相反地，這些醫師選擇性地避免爲病情嚴重病患進行手術以操弄（gaming）評估指標，在這種情況下，績效考核的美意則無法得以發揮了【18】。

克服代理人的道德風險行爲，主要在於克服其與主理人間訊息不對稱問題，可藉由充分溝通（例如資訊公開化、資訊透明化）、事前釐清權利義務範圍，以及建立激勵機制等方式來將代理人正確行爲誘導出來，避免投機行爲產生【17】。

---

1 此即爲代理理論（agency theory），在分工爲基礎的社會中，代理關係是普遍存在的。代理關係是指一位或一位以上的主理人（principal）授權委託另一代理人（agent）代其行使某些特定行爲或決策，而此行爲或決策會影響雙方的福祉。主理人與代理人會訂立或明或暗的契約，授與代理人某些決策權並代表主理人從事經濟活動。但是資訊不對等（information asymmetry）情況下，契約是不完全的，必須依賴代理人「道德自律」；而這是一種風險，因爲代理人會在最大限度內增加自身利益，這時可能便會作出不利於主理人的行爲。不利於主理人的風險行爲被稱爲「道德風險」（moral hazard）。一般來說，道德風險主要表現於兩大方面，一爲逃避責任行爲（shirking），即代理人的付出小於獲得的報酬；一爲機會主義（opportunism），即代理者付出的努力是爲了增加自己本身的利益【17】。

步驟六、報告及建議

績效報告及建議係指在經過衡量實際指標、依據標準比較實際績效後，所採取的管理行動，此回饋是眞正能夠幫助組織中個體、團體／部門，甚至組織整體來了解經營的缺失，以作爲未來改進及發展的依據。

一般對於偏離標準可採取的管理行動可分爲三種：一爲不採取任何行動；二爲進行改善活動；三爲修正標準或重訂標竿【6】。不採取任何行動在於實際績效的偏離是屬於外力或無法控制的因素所造成，舉例來說，醫療業者的門、住診服務量業績在其他因素不變的情況下，通常會在每年二月呈現顯著的減少，主要原因在於國曆二月爲中國人農曆年，而中國人傳統習俗認爲此月份不宜看病或住院；農曆七月也是如此。在經濟不景氣的情況下，醫療之非必須服務（如整形美容，包括割雙眼皮、隆胸、點痣等等）亦可能相對地減少。相反地，高服務量亦可能發生於某些時間點，如九月份高墮胎潮、流感期的服務需求。這些非例行狀況下所產生的偏高或偏低服務量可能不需要採取任何改善或修正措施，但是管理者可針對高服務量需求時期增加臨時雇員、協調互援人力、增加診次時段，以降低病患久候及增加民眾就醫的方便性。

進行改善活動常常是管理人必須要謹愼思索的重要議題。有些時候也許業者會發現員工學習力增強、生產力改善、內部流程順暢及顧客滿意轉佳後，但財務績效卻一直不見好轉—這種現象常常會發生於一些公立醫療院所。套用泰勒[2]的科學管理理念，爲員工找尋出一套完成工作的最佳方法時，則員工工作效率將會提升；然當員工效率提升時，若客源或服務量

---

2 佛德烈泰勒（Frederick Taylor）係爲科學管理之父，其在管理領域上的最大貢獻在於他的「科學管理」理論，即使用科學的方法來定義一項工作的最佳方法，定義一件工作的最佳作法，以增加員工的生產力。關於泰勒在管理領域方面的事蹟與成就，請有興趣的讀者自行參閱管理相關書籍。

仍無法提升則將造成人力過剩的現象。

因此，組織執行績效評估的目的，除了對員工與組織進行「考核」外，另一重要目的在於如何「變革」（changes）。組織談變革可以小自「組織人」本身談起，包括態度、技能、期望、知覺等等的改變，亦可爲技術改革，例如工作程序、設備更新等；亦可大至組織整體的改變，如組織職權關係、協調機制、工作設計等。管理大師彼得聖吉（Peter M. Senge）所強調的學習型組織五大修鍊（即改善心智模式、自我超越、建立共同願景、團隊學習、系統思考）精神，正可作爲組織接受更好更適於時宜的績效變革時的運作手法【19】。

修正標準或重訂標竿亦爲面對偏離實際績效所可能採取的管理活動之一。但是請注意，一般員工或管理者在無法達到預期的標準時，常做的第一件事就是質疑「標準」正確性及實際性，因此，如果業者堅信所訂定的指標是合理、客觀的，就必須要做程度上的堅持並說明立場。當然，在堅持立場之前，您必須要先將組織的策略、結構、補償制度、工作設計等作重新審視，以決定所訂定的標準或標竿是否正確。

步驟七、績效系統再評估

績效系統的建立並不是一成不變的，它必須隨時檢視第一到第六步驟所有議題的適切性，包括重新確認利益關係者的需求（利益）是否確實被考量或有所改變、了解績效制度執行時可能的阻礙、確認績效指標量測的足夠性、正確性及是否需要適時地改變、評估績效時間架構是否正確且能夠達成、評估績效評核結果是否有助於整體組織運作等等。這些檢討可幫助業者找出績效評估系統的缺點，以作爲改進之據。

總結

績效評估制度一直以來即爲組織經營管理者用來了解組織內員工的行爲表現，一方面作爲監督考核之用，而另一方面可作爲員工發展的依據；員工對於績效制度通常有一些謬誤，認爲績效評估制度是一種用來與員工對抗的管理工具。這樣的迷思可能是來自於醫療臨床專業與行政管理專業自古以來在認知上的隔閡。如何在「專業分工」下來體會「專業整合」的美意，相信是未來推動組織內部整合時高階管理者必須面臨的挑戰。

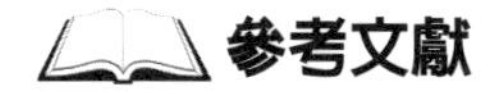 參考文獻

【1】Daft, R.L. (2012). Organization Theory and Design. 11th Edition. Cengage Learning.

【2】Eccles, R.G., & Pyburn, P.J. (Oct 1992). Creating a Comprehensive System to Measure Performance, Management Accounting, 41-44.

【3】Donabedian, A. (1966). Evaluating the Quality of Medical Care. Millbank Memorial Fund Quarterly, 44(Part 2), 166-206.

【4】Kaplan, R., & Norton, D. (1996). The Balanced Scorecard: Translating Strategy into Action. Harvard Business Review Press.

【5】Baker, J.J. (1998). Activity-Based Costing and Activity-Based Management for Health Care. An Aspen Publication.

【6】Robbins, S.P., & Coulter, M. (2013). Management. 12th edition, Pearson.

【7】Bellandi, D. (1999). Ranking the Networks. Modern Healthcare, March 29, 60-64.

【8】Crandall, R.E. (2002). Keys to Better Performance Measures. Industrial Management, 19-24.

【9】Jackson, S.E., & Schuler, R.S. (2011). Managing Human Resources. Cengage Learning (11th edition).

【10】Leggat, S.G., & Leatt, P. (1997). A Framework for Assessing the Performance of Integrated Health Delivery Systems. Healthcare Management Forum, 10(1), 11-26.

【11】Zuckerman, H.S., Kaluzny, A.D., & Ricketts, T.C. (1995). Alliances in Health Care: What We Know, What We Think We Know, and What We Should Know. Health Care Management Review, 20(1), 54-64.

【12】Perrow, C. (1977). Three Types of Effectiveness Studies. In P.S., Goodman, J.M. Pennings, & Associates. (Eds.). New Perspectives on Organizational Effectiveness. San Francisco, Jossey-Bass.

【13】Weiss, C.H. (1987). Where Politics and Evaluation Research Meet. In D.J. Palumbo, (Ed.). The Politics of Program Evaluation. London, Sage Publications.

【14】Cameron, K. (1980). Critical Questions in Assessing Organizational Effectiveness. Organizational Dynamics. Autumn, 66-80.

【15】Brown, M.G. (2000). Winning Score: How to Design and Implement Organizational Scorecard. Productivity Press, Portland, Oregon.

【16】Concato, J., & Feinstein, A.R. (1997). Asking Patients What They Like: Overlooked Attributes of Patient Satisfaction with Primary Care. American Journal of Medicine, 102(4), 399-406.

【17】Dranove, D., & White, W. D. (1987). Agency and the Organization of Health Care Delivery. Inquiry, 24(4), 405-415.

【18】Green, J., & Winfeld, N. (1995). Report Cards on Cardiac Surgeon. New England Journal of Medicine, 332(18), 1229-1232.

【19】Senge, P.M. (2006). The Fifth Discipline–The Art and Practice and Learning Organization. Revised & Updated edition, Doubleday.

結語

對臺灣而言，整合之風在上世紀末及本世紀漸漸蔓延，從整合性照護角度來說，醫療業者所做的多元化服務努力的確帶給民眾更多元且較專業（分工化）的服務；然對於醫療業者來說，不管是由單一權屬的體系式整合組織，或是多權屬的組織網絡式整合組織來說，都有其在經營管理上所需面對的挑戰。

整合性照護（integrated care）係指在人類終其一生對健康照護的需求下，爲其提供所需的健康及醫療照護服務之模式，換句話說，照護的連續性強調管理消費者在其一生不同階段的照護需求，並持續地教育及引導消費者，以使消費者獲得終其一生維持其健康所需的各項生理、心理及社會性服務。這與過去醫療業所強調的「疾病治療」的狹義概念是有所不同的。連續性照護的概念強調醫療業者在提供人類健康照護需求時，必須突破過往以醫療專業分工的市場設計模式（即供給面）；而以「顧客需求」的消費者導向設計模式（即需求面）來爲之。「整合」（integrated or integration），係指將「部分」聚集成「整體」的過程，即聚集各類專業機構、單位或服務線，一起爲案主（如病患）提供所需要的服務，並透過協調與溝通的過程，來突破有形的組織界線（boundary）概念，落實連續性照護服務（seamless service）。

整合組織（integrated organizations）視病患爲核心的照護觀念對消費者來說是一大福音；但是對醫療業者的實際運作上，卻是有十足的難度。整合價值之眞正發揮，並不是所謂「數大便是美」；相反地，整合組織的運作在於將自身組織內部功能做最妥善的評估與規劃，也就是所謂的「整合機制」，協調整合組織旗下成員一起工作的方法。若缺乏整合機制的建立，則組織整合將只流於形式的版圖擴張、合作簽約，或只是沽名釣譽的口號而已，無法實質地發揮預期整合的價值。

整合機制（integration mechanism）係指整合組織旗下成員功能運作的協調機制，目的在於幫助整合組織旗下成員彼此間互為生命共同體。整合機制包括組織的巨觀及微觀方面—巨觀面強調為整合組織運作建立一套完整的功能架構，使旗下成員可以在一個健全的系統下克盡其職，這就是所謂的組織設計，包括統轄、結構、臨床、資訊、財務及行銷等等的整合設計規劃；而微觀面則處理巨觀組織設計下的組織行為議題，包括規劃整合組織之員工晉用、訓練／發展、激勵、維持，以及情感認同議題，包括文化隔閡、領導等。整合組織藉由整合機制的功能發揮來創造一個健全的病患就醫服務提供架構，並期望藉由個人、團體及機構之力來創造病患更舒適、安全的就醫環境。

本書從整合性照護的概念為始，介紹醫療業者的整合策略之心路歷程，並藉由整合機制觀念的討論，期望為整合組織運作注入一股生命之泉。設計整合組織的整合機制時，必須要同時考量到所有成員間（子機構、單位／部門或服務線）互動關係的緊密程度，以決定整合組織的整合機制在成員間落實的深淺程度，此即為「權變性整合」的概念。舉例來說，整合組織旗下成員的病患臨床轉介關係可簡單地分為三種，包括聯合式相互依賴（pooled interdependence）、系列式相互依賴（sequential interdependence）及互惠式相互依賴（reciprocal interdependence）。「聯合式相互依賴」係指整合組織旗下成員可能因為地理位置或彼此間存在著較高程度的服務同質性，因此產生的轉介／診病患頻率較少。「系列式相互依賴」係指整合組織旗下成員間在提供病患照護時，係以單向、連續性的方式互動；換句話說，成員的產出後，便為另一成員的投入（服務起始點）。「互惠式相互依賴」係指整合組織旗下成員在提供病患照護時是以雙向方式互動，換句話說，整合組織旗下每一成員產出可爲另一成員的投入（服務起始點）。這三種整合組織成員的依賴關係以互惠式相互依賴的互動關係最爲緊密，系列式相互依賴次之，聯合式相互依賴關係最爲鬆散。因此，當整合組織中某些成員是以聯合式相互依賴關係存在時，相對地對整合機制的落實程度需求則相對地較少；而當整合組織中的某些成員是以互惠式相互依賴關係緊密互動時，則整合機制落實程度需求便相對地高。整合組織高階管理者必須要仔細評估旗下各成員間的互動依賴關係，並仔細規劃其所需要的整合機制強度，以使得整體組織運作更具效果（effectiveness）與效率（efficiency）（圖39）。

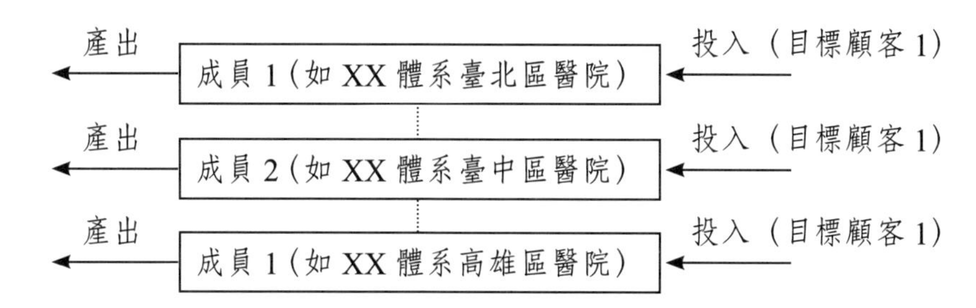

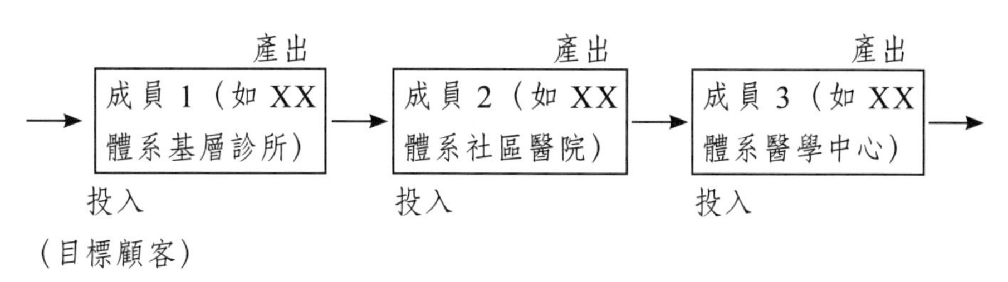

圖39　整合組織內部成員的相互依賴關係類型

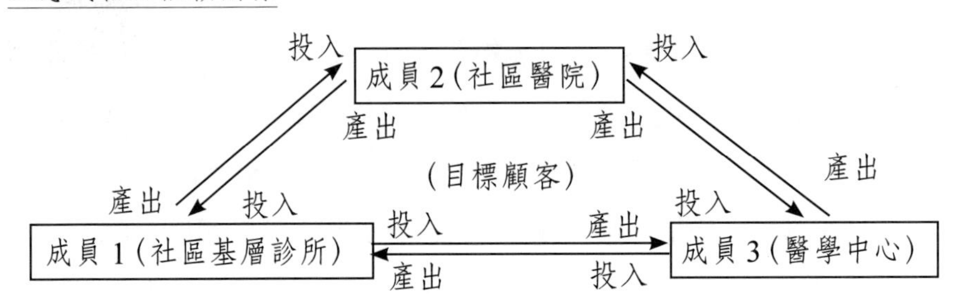

圖39　整合組織內部成員的相互依賴關係類型（續）

國家圖書館出版品預行編目資料

醫療組織整合與管理 ： 整合性照護之實踐／
林妍如著. ——二版. ——臺北市：五南,
2015.06
面； 公分
ISBN 978-957-11-8144-8（平裝）

1.醫療服務 2.醫院行政管理 3.健康照護體系

419 104009652

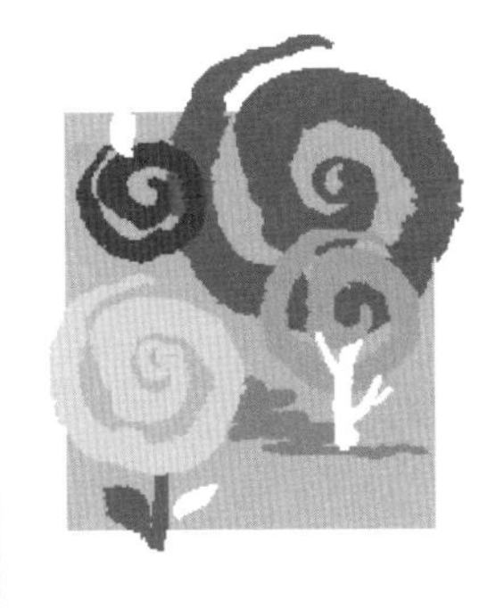

5J20

醫療組織整合與管理：整合性照護之實踐

作　　者— 林妍如（116.6）
發 行 人— 楊榮川
總 編 輯— 王翠華
主　　編— 王俐文
責任編輯— 金明芬
封面設計— 曾黑爾
出 版 者— 五南圖書出版股份有限公司
地　　址：106台北市大安區和平東路二段339號4樓
電　　話：(02)2705-5066　傳　　真：(02)2706-6100
網　　址：http://www.wunan.com.tw
電子郵件：wunan@wunan.com.tw
劃撥帳號：01068953
戶　　名：五南圖書出版股份有限公司

台中市駐區辦公室/台中市中區中山路6號
電　　話：(04)2223-0891　傳　　真：(04)2223-3549
高雄市駐區辦公室/高雄市新興區中山一路290號
電　　話：(07)2358-702　傳　　真：(07)2350-236

法律顧問　林勝安律師事務所　林勝安律師

出版日期　2007年2月初版一刷
　　　　　2015年6月二版一刷
定　　價　新臺幣450元

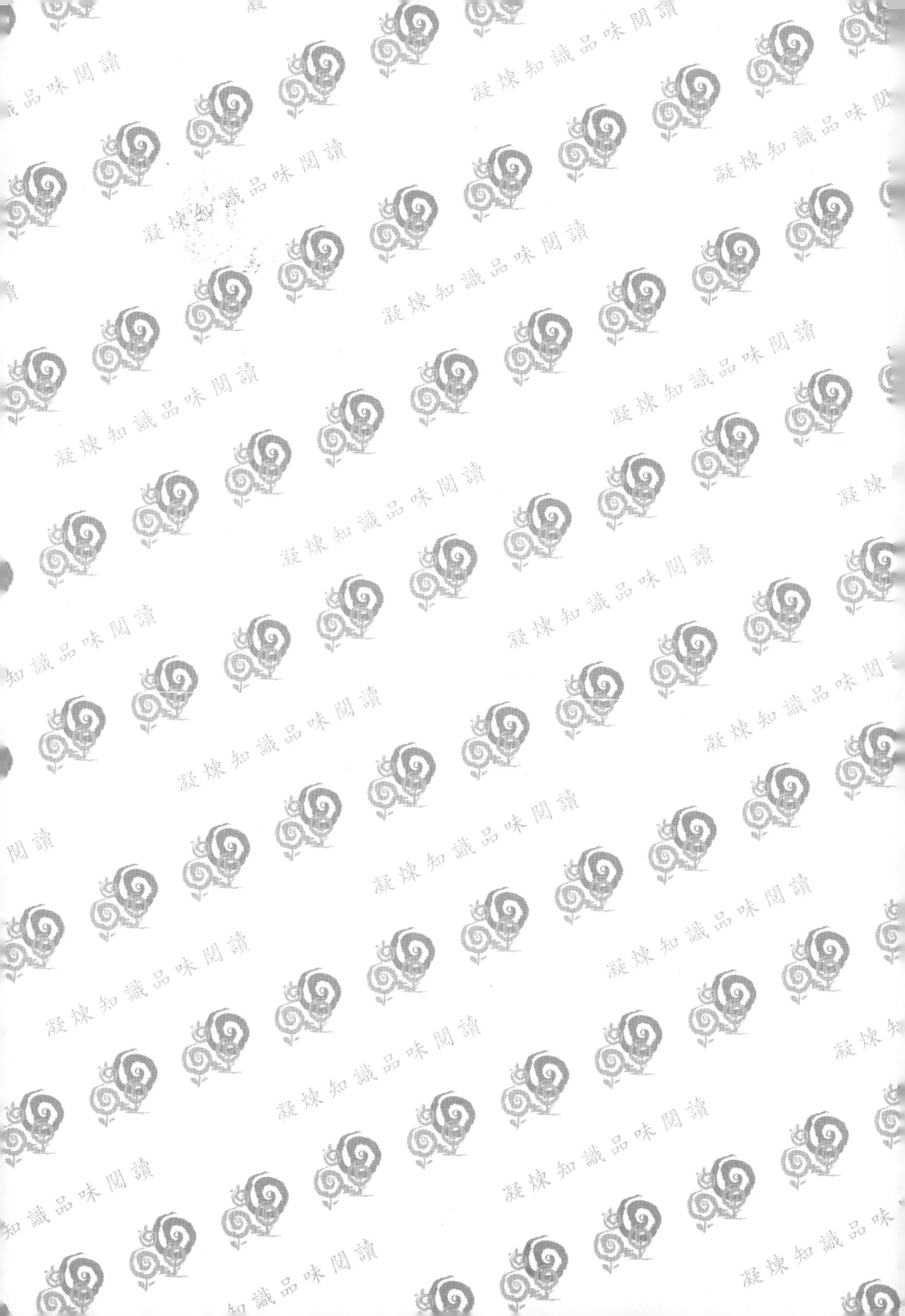
凝煉知識品味閱讀

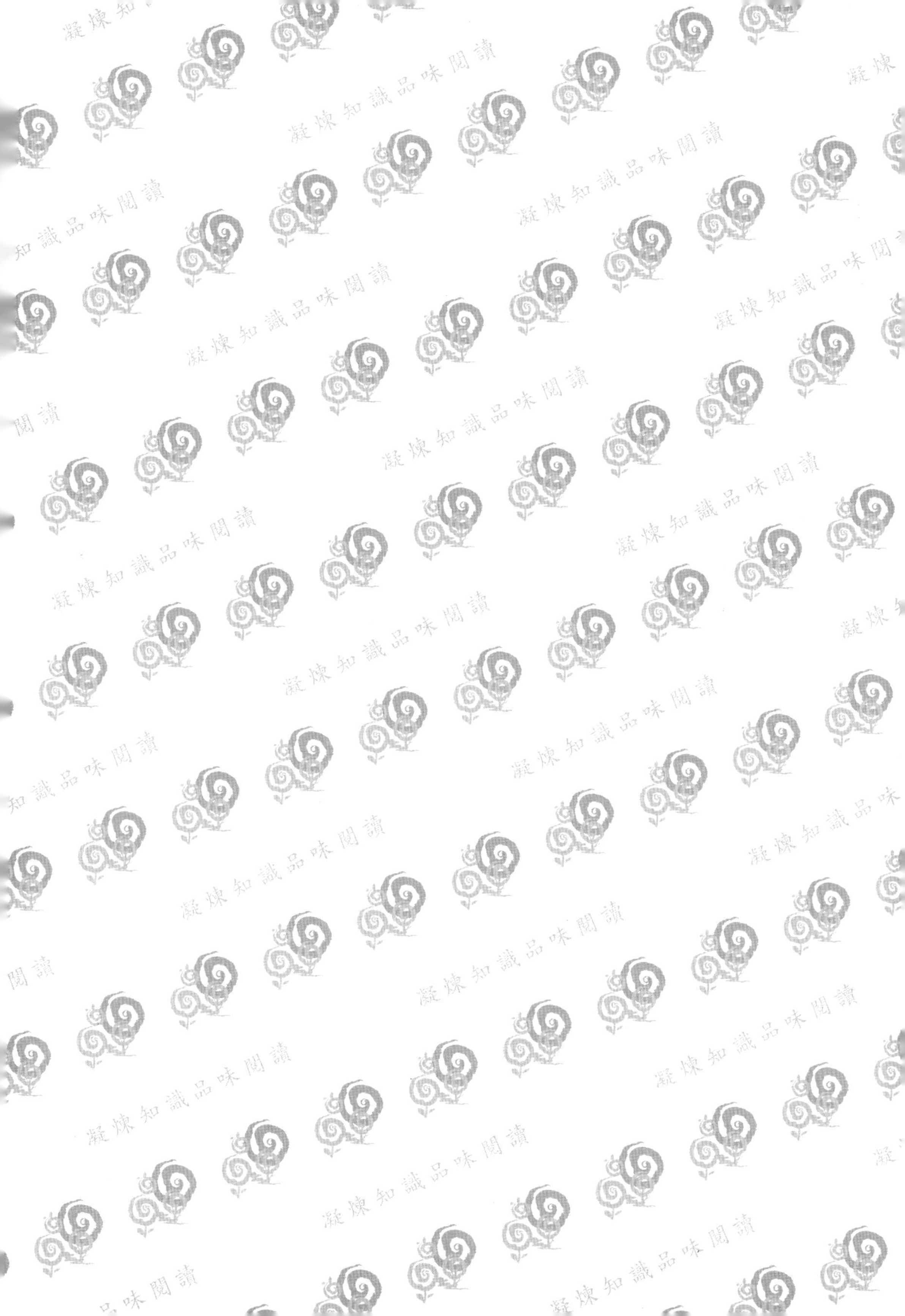
凝煉知識品味閱讀